Borreliose-Jahrbuch 2016

Ute Fischer
Bernhard Siegmund

mit weiteren Beiträgen von
Harald Bennefeld
Walter Berghoff
Günther Binnewies
Monika Frielinghaus
Maria Holl
Karl Hüsing
Lothar Kiehl
Markus Pütter
Manfred Schmidtchen

Borreliose Wissen
aus den letzten zwölf Monaten

Ein Buch aus dem
Redaktionsbüro Fischer + Siegmund
In den Rödern 13
64354 Reinheim

Fotos: Fischer, Ute (11), privat (7), Siegmund, Bernhard (2), Siegmund, Claudia (4)

Die Borreliose-Jahrbücher werden nach bestem Wissen und journalistischer Recherche sowie aus persönlicher Betroffenheit zusammengestellt.

Sie ersetzen keinen Arzt-Besuch.

Für Richtigkeit, Wirksamkeit, Dosierungen und Ähnliches wird keine Gewähr übernommen.

ISBN: 978-3-7386-3747-2

Jede Verwertung des Werkes außerhalb der Grenzen des Urheberrechtsgesetzes ist unzulässig und strafbar. Dies gilt insbesondere für Übersetzung, Nachdruck, Mikroverfilmung oder vergleichbare Verfahren sowie die Speicherung in Datenverarbeitungsanlagen.

© 2015 Ute Fischer + Bernhard Siegmund
Herstellung und Verlag: BoD - Books on Demand, Norderstedt

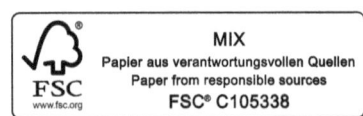

Inhaltsverzeichnis

Anleitung zum Führen des Symptom-Tagebuchs 5
DIAGNOSTIK
Psychische Störungen und wie sie zu unterscheiden sind 10
Depression 11
Somatoforme Störung (Somatisierungsstörung) 12
Undifferenzierte somatoforme Störung 19
Konversionstörung 20
Hysterie 22
Persönlichkeitsstörung/ Dissoziative Identitätsstörung 24
Generelle Persönlichkeitsveränderung 25
Anpassungsstörung 28
Posttraumatische Belastungsstörung 29
Panikstörungen 31
Histrionische Persönlichkeitsstörung 33
Narzisstische Persönlichkeitsstörung 33
Neurasthenie (Nervenschwäche) 34
Neurose 35
Borderline Persönlichkeitsstörung 36
Psychische Störungen überdiagnostiziert? 36
Symptome der Lyme-Borreliose im Spätstadium 39
Major (stärker, bedeutender) 40
Herzentzündung durch Lyme-Borreliose 45
Selten oder nicht selten? 47
MRT bei Neuroborreliose 48
Stellenwert und Möglichkeiten der Abgrenzung zur Multiplen Sklerose (MS) 48
THERAPIE
Therapieblockade Übersäuerung 61
Die Selbstheilungskraft sind der Glaube und die Kraft Gottes 64
Aber nicht nur Borrelien… 77
Übungen zur Inneren Balance bei Schwindel 82
Sein Kampf mit der Borreliose 90
Opioide gegen chronische Schmerzen 92
Das Bad Aiblinger Versprechen 92

Inhaltsverzeichnis

FORSCHUNG
Notizen vom Symposium der Deutschen Borreliose-Gesellschaft im März 2015 in Erfurt. 94
Extrakte aus Studien 95
Artemisia (Beifuß) - ein Wunderkraut auch gegen Borreliose ? 96

GESUNDHEITSPOLITIK
Auch hier entscheiden sich Borreliose-Schicksale 99
Masterplan für Langzeiterkrankungen gefordert 100
Techniker Krankenkasse kritisiert 101
Gesundheit in Deutschland**Fehler! Textmarke nicht definiert.**
Partizipative Entscheidungsfindung (PEF) 105
Abspeisung der Fakultäten 112

VERSCHIEDENES
Zweifelhafte Prophylaxe für Hunde 115
Selbsthilfe 116

LITERATUR
Bücher von den Autoren 118
Literatur vom Borreliose und FSME Bund 121
Zu guter Letzt. 123

Symptom-Tagebuch

Anleitung zum Führen des Symptom-Tagebuchs

Seit Erscheinen des ersten Borreliose-Jahrbuchs 2006 fanden Sie stets ein als Symptom-Tagebuch vorbereitetes Kalendarium in diesem Buch. Das haben wir 2013 aufgegeben, um den Preis des Jahrbuchs erschwinglicher zu machen.

Sie können sich stattdessen eine einfache Kladde einrichten, ein Schulheft, ein Ringbuch oder ihre Eintragungen täglich mit dem Computer festhalten.

Wofür ein Symptom-Tagebuch?

Borreliose-Beschwerden ändern sich von Tag zu Tag. Entzündungen springen von Gelenk zu Gelenk, von einer Körperseite auf die andere. Sie verschwinden urplötzlich und blühen wo anders auf, wo sie nicht sofort als Borreliose-Symptom identifiziert werden. Erst in der Zusammenschau der Vielfalt von Beschwerden, ihre vermuteten Auslöser und vor allem, wenn ihnen eine gewisse Dynamik anzumerken ist, schafft ein Symptom-Tagebuch Beweise, wenn man mal wieder in die psychische Ecke gedrängt werden soll. Vom Arzt. Vom Lebenspartner. Von den Kollegen.

Ein Symptom-Tagebuch bringt Ordnung in die verwirrenden Eindrücke, die ein Borreliose-Patient erfährt. Damit lässt sich nachvollziehen, auf welches Medikament und wann eine Besserung eintritt oder das Gegenteil. Es hilft auch, sich zu erinnern, welche Aktivitäten Beschwerden verstärken oder abschwächen und wie lange man welches Medikament in welcher Dosis eingenommen hat. Und es zeigt eindrucksvoll, wenn ein neuer Schub stattgefunden hat und wie lang die beschwerdefreie Phase danach angehalten hat.

Wir raten Ihnen, sich auf Beschwerden zu konzentrieren, die nach Ihrem Anschein tatsächlich mit der Borreliose zusammenhängen können. Ein Muskelkater, weil man nach langer Zeit mal wieder beim Turnen war, muss daher auch mit der untrainierten Aktivität erfasst werden. Wichtig vor allem ist die Unterschei-

Symptom-Tagebuch

dung, wie sich so ein Muskelkater anfühlt und wie der, den uns die Borreliose oft über Tage und Wochen beschert. Vor allem lernen Sie, Ihre Beschwerden möglichst genau zu beschreiben, zu differenzieren. Es tut nicht einfach nur weh. Schmerzen sind stechend, brennend, kribbelnd, pochend, ziehend, fließend, wandernd, flächig, punktuell, sternförmig, ringförmig. Kopfschmerzen können sein kappenförmig, von einer Seite ausgehend, dröhnend, von Nacken aufsteigend, vom Ohr aufsteigend, klopfend oder von einem Gefühl, als sei der Kopf in Watte gepackt. Auch Lähmungen verändern sich. Taubheit auf der Haut wechselt sich ab mit Eiseskälte, brennenden Stellen und unbremsbarem Juckreiz.

Bei Wortfindungsstörungen schreiben Sie auf, welche Worte Sie verwechseln: zum Beispiel Zahl und Zeit, Teppich und Teddy, obsolet und obligat, Hose und Schuhe, einpacken und einplanen, Vorsitzender und Vorgesetzte, Konfirmation und Konstitution, Information und Infektion.

Wichtig bei diesen Beschreibungen sind auch die Ereignisse darum herum: Wenn Sie am Vorabend Alkohol getrunken haben, Ärger im Betrieb, Streit mit dem Partner hatten oder eine außergewöhnliche Mahlzeit wie zum Beispiel „Grünkohl mit Pinkel", „Schlachtplatte" oder ein exotisches Buffet mit ungewöhnlichen Gewürzen. Wenn Sie ungeübterweise einen langen Spaziergang gemacht haben, schwimmen waren, sie eine lange Autofahrt unternehmen mussten, mit dem Fahrrad in ein Unwetter gerieten. So mancher reagiert mit entsetzlichen und oft über Tage bleibenden Nackenschmerzen, weil er hochkonzentriert ein Kilogramm Zwiebeln geschnitten hat. Natürlich müssen auch besonders angenehme Aktivitäten festgehalten werden, um nachträglich zu sehen, wie gut Gefühle Beschwerden abschwächen und Schmerzen weniger intensiv erlebt werden als unter großer Traurigkeit.

Unser Immunsystem reagiert auf Gut und Böse. Was Gut und was Böse ist, entscheidet es allerdings selbst. Ist es gut drauf, kann uns das vorbei fliegende Schnupfenvirus nichts anhaben.

Symptom-Tagebuch

Erhielten wir gerade eine unangenehme Nachricht, sind wir empfänglich für Erreger. So immunstärkend Ausdauersport auch ist, kurz danach geht unser Immunsystem erst einmal in den Keller. Wer danach mit dem Bus nach Hause fährt, hat alle Scheunentore offen für Erreger seiner Umwelt.

Was gehört ins Symptom-Tagebuch?

Medikamente: Name, Art, Dosis

Körperliche Aktivitäten

Positive oder negative Reize/Erfahrungen

Termine wie Arzt, Krankengymnastik, Sportprogramm

Art der Beschwerden mit Erläuterung, ob sie neu sind oder schon länger vorhanden, ob sie sich verstärkt oder abgeschwächt haben oder verschwunden sind.

Gebräuchliche Abkürzungen, um mit kleinformatigen Kalendern klarzukommen:

Gebräuchliche Abkürzungen

KS	Kopfschmerzen
GS	Gelenkschmerzen (Nennung des Gelenks)
li	links
re	rechts
MS	Müdigkeit, Schlappheit
T	Taubheit (Lokalität)
L	Lähmung (Lokalität)
WF	Wortfindungsstörungen
VW	Verwirrtheit
SA	Schlechtes Allgemeingefühl
SP	Seh-Probleme
+	stärker
++	sehr stark
–	schwächer
=	gleich bleibend

Einleitung

Liebe Leserin, lieber Leser,

der Sommer 2015 war nicht erquicklich für die Zeckenwelt. Viel zu heiß. Dauernd musste sie sich vor dem Austrocknen verstecken und konnte nur in den frühen Morgenstunden und am Abend ihre Fühler nach uns ausstrecken. Dies verleitete einige Bundesländer zum Frohlocken. Weniger Borreliosen gemeldet. Von wegen. Nicht jede Borreliose zeigt sich wenige Tage nach dem Stich mit einer Wanderröte. Manchmal dauert es Wochen, Monate, sogar Jahre, bis sich die Infektion zu erkennen gibt. Und auch nur zu 50 Prozent mit einer Wanderröte. Wer denkt dann noch an eine Zecke, irgendwann vor langer Zeit?

Eine Sternstunde im Jahr 2015 erlebten wir durch das Buch von Prof. Jürgen Schäfer, dem sogenannten Dr. House aus Deutschland. Als „Krankheitsermittler" (ISBN 978-3-426-27644-0) verfolgte er die Infektion wie einen Kriminalfall. Trotz Ablenkungsmanöver ließ er nicht locker und fügte am Ende Puzzle für Puzzle zusammen, um den Übeltäter zu überführen. Wenn sich Ärzte öffentlich zur schwierigen Diagnose bekennen, so hilft uns das allen, die noch immer beweisen müssen, dass sie eine Borreliose haben, obwohl „der Test doch negativ sei".

Eine deutliche Unterscheidung aus der „Psycho-Schublade" beschreibt PD Dr. Walter Berghoff, in dem er die sogenannten psychischen Störungen, unter denen angeblich jeder leidet, deren Krankheitsursache nicht auf Anhieb festzustellen ist, sauber und sachlich differenziert. Dieses Kapitel ist notwendig und hilfreich für alle, die mittels Gutachten psychiatrisiert und in eine unwirksame Reha-Maßnahme geprügelt werden sollen. Wir wagen zu bezweifeln, dass Richter und Schöffen den Unterschied zwischen den verschiedenen psychischen Störungen kennen.

Wegweisend, ja bahnbrechend ist der Bericht von Dr. Manfred Schmidtchen aus Goslar über die Differenzialdiagnose von Lyme Borreliose und Multiplen Sklerose (MS). Den müssen Sie unbedingt Ihrem Arzt zeigen, wenn bei Ihnen der Verdacht einer Fehldiagnose aufkommt. Vor allem die Quintessenz, dass sich im Spätstadium eine Neuroborreliose im MRT nicht mehr

Einleitung

von einer MS unterscheiden lässt und nur etwa 30 Prozent der MS-Verdachtsfälle wirklich eine MS haben. Borreliose lässt sich immerhin ursächlich behandeln. MS nicht.

Noch dazu muss man wissen, dass MS keine Krankheit ist, sondern lediglich eine Symptombeschreibung, wie auch die Fibromyalgie. Beide ohne bekannte Ursachen. Lassen Sie sich also nichts erzählen, ohne es nachzuprüfen, auch wenn es ein Arzt sagt. Böse Absichten wollen wir dabei gar nicht unterstellen. Es ist einfach die Macht der Gewohnheit, so wie ein grippaler Infekt nicht automatisch eine Grippe ist.

Alle Therapie-Themen möchten wir ihnen sehr ans Herz legen. Es sind zum Teil Außenseiter-Methoden mit wenig oder gar keinen Nebenwirkungen. Auch ein Experiment ist dabei, ein erster Erfahrungsbericht über Hyperthermie-Versprechungen und eine einzigartige Anleitung für Borreliose-Patienten, wie sie ihren Schwindel selbst ausbalancieren können.

Wir danken allen Autoren ausdrücklich, dass sie ihr Wissen für Sie zur Verfügung stellen. Niemand hat dafür ein Honorar erhalten.

Dieses Jahrbuch ist die logische Ergänzung zu den Zeitschriften BORRELIOSE WISSEN des Borreliose und FSME Bundes Deutschland e.V. Es beinhaltet Beiträge, die nicht bis zum nächsten April warten können. Dann erscheint das nächste BORRELIOSE WISSEN.

Wir sind offen für alles. Wir kehren nichts unter den Teppich, wenn es mit Lyme Borreliose zu tun hat. Im Gegenteil: Wir legen den Finger in die Wunde, weil über Borreliose die ganze Wahrheit auf den Tisch muss.

Ute Fischer + Bernhard Siegmund

Diagnostik

Psychische Störungen und wie sie zu unterscheiden sind

Vorwort von Ute Fischer:

In Kreisen von Borreliose-Patienten gibt es kaum etwas Schlimmeres, als wenn Beschwerden lapidar auf „die Psyche" geschoben werden. Auch der Dachverband der Betriebskrankenkassen (BKK) machte es sich sehr einfach und veröffentlichte in diesem Jahr in seinem Gesundheitsreport die ungeheuerliche Behauptung, es sei ein kontinuierlicher Anstieg der Diagnosen einer psychischen Erkrankung festzustellen. Die Fehlzeiten aus diesem Grund hätten sich von 1976 bis 2013 verfünffacht. Bei den Krankentagen seien psychische Störungen mittlerweile die Diagnosegruppe mit der längsten Falldauer; sogar deutlich vor Krebs. (ausführlicher Bericht über die Unzulänglichkeit und Angreifbarkeit dieses BKK-Reports in Borreliose Wissen Nr. 32). Wir danken Herrn PD Dr. Berghoff für die Bereitstellung seiner Definitionen der verschiedenen 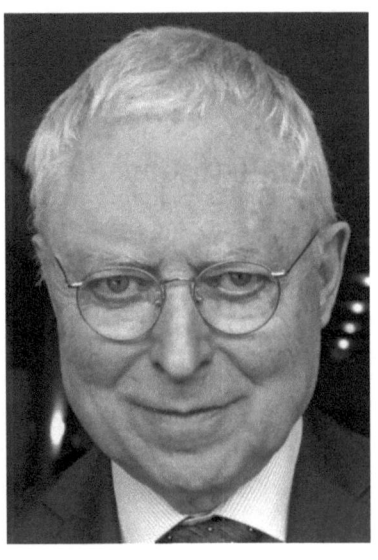 Psychischen Störungen, die beim BKK-Report über einen Kamm geschert wurden. Ein spannendes Kapitel, in dem sich vermutlich jeder ein wenig wiederfindet, auch wenn er noch nicht in der „psychischen Schublade" eines Gutachters gelandet oder besser „gestrandet" ist.

Zum besseren Verständnis: Es existieren zwei internationale Regelwerke zur Einordnung psychiatrischer Krankheiten: DSM und ICD-10. Das DSM (Diagnostic and Statistical Manual of Mental Disorders) ist ein internationaler Leitfaden der psychischen Störungen). Es wurde von der Amerikanischen Psychia-

Diagnostik

tric Accociation in der 1950er Jahren entwickelt und wird fortgeschrieben. Die Zusatzbezeichnung IV (4) und V (5) zeigt an, welche Ausgabe dem neusten Stand entspricht. Das ICD (International Statistical Classification of Diseases and Related Health Problems) ist ein, 1990 von der Weltgesundheitsorganisation (WHO) entwickeltes Verschlüsselungs-System, das im deutschsprachigen Raum lediglich zur Vereinfachung von Informationen dient. Während das DSM ausschließlich für psychiatrische Krankheiten gilt, sind im ICD sämtliche Krankheiten enthalten. Beide Systeme sind nicht vergleichbar.

Depression

(Major depressive episode)

Für die Diagnose einer major-depressiven Episode werden entsprechend internationalem Konsens und geltender Lehrmeinung zahlreiche Kriterien gefordert. Diese Kriterien sind im DSM-V-TR aufgeführt. Die Erstellung dieses Kompendiums erfolgte unter internationaler Beteiligung, auch Deutschlands. Es besteht also Bindungswirkung.

Diagnostische Kriterien

- Gedrückte Stimmung fast über den ganzen Tag, nahezu täglich, entweder entsprechend subjektiver Mitteilung oder objektiver Beobachtung
- Erheblich vermindertes Interesse oder Vergnügen an nahezu allen Aktivitäten der Lebensgestaltung
- Erheblicher Gewichtsverlust oder Gewichtszunahme. Verlust oder Zunahme des Appetits
- Schlaflosigkeit oder vermehrtes Schlafbedürfnis, praktisch täglich
- Psychomotorische Agitation oder Verzögerung, nahezu täglich
- Erschöpfung. Verlust an Energie, nahezu täglich

Diagnostik

- Minderwertigkeitsgefühl oder exzessives beziehungsweise inadäquates Schuldgefühl, nahezu täglich
- Vermindertes Denk- und Konzentrationsvermögen, Unentschlossenheit, nahezu täglich
- Wiederkehrende Gedanken an Tod. Wiederholt Gedanken an Suizid oder Suizidversuch oder Pläne für einen Suizid

Fünf oder mehrere der genannten Kriterien müssen vorliegen, mindestens eine Position muss die gedrückte Stimmung oder das verminderte Interesse oder Vergnügen an der Lebensgestaltung betreffen.

Sonstige Kriterien:
- Die Symptome verursachen einen erheblichen Leidensdruck und beeinträchtigen die Sozialfunktion
- Die Symptome sind nicht Ausdruck von Drogen oder körperlichen Erkrankungen
- Die Symptome können nicht besser erklärt werden durch eine Schizophrenie oder anderen psychotischen Störungen

Es liegen keine manischen (antriebsgesteigert) oder hypomanischen (abgeschwächte Form der Manie) Episoden vor. Manische Phasen gehören zur Symptomatik der bipolaren Depression, eine ganz andere Krankheit, die aus Platzgründen hier nicht beschrieben werden kann.

Somatoforme Störung (Somatisierungsstörung)
Diagnostische Kriterien
1. Anamnestisch zahlreiche körperliche Beschwerden mit Beginn vor dem 30. Lebensjahr, über Jahre anhaltend. Anspruchsdenken bezüglich medizinischer Behandlung. Erhebliche Beeinträchtigung der sozialen und beruflichen Funktion. Einschränkung der Funktion auf anderen Lebensgebieten.

Diagnostik

2. Vier Schmerzsymptome: Anamnestisch Schmerzen in vier verschiedenen Körperregionen (zum Beispiel Kopf, Bauch, Rücken, Gelenke, Extremitäten, Brustkorb, Rektum bei Menstruation, bei Geschlechtsverkehr, beim Wasser lassen)
3. Anamnestisch mindestens zwei gastrointestinale (Magen, Darm) Symptome
4. Anamnestisch mindestens ein sexuelles Symptom
5. Anamnestisch mindestens ein pseudoneurologisches Symptom, zum Beispiel Koordinations- oder Gleichgewichtsstörungen, Lähmung oder Muskelschwäche

Die Kriterien nach Ziffer 2 bis 5 müssen alle erfüllt sein.

Zusätzliche Voraussetzungen:

- Sämtliche aufgeführten Symptome können nicht durch eine bekannte vorliegende Krankheit erklärt werden und sind nicht Folge von Medikamenten oder Drogen
- Allgemeiner Krankheitszustand, bei dem die geklagten körperlichen Beschwerden und die soziale Beeinträchtigung sehr viel ausgeprägter sind, als dies anamnestisch und auf Grund der Untersuchungsbefunde zu erwarten ist
- Die Beschwerden stehen nicht im Zusammenhang mit Täuschung oder Übertreibung

Entsprechend DSM-IV und ICD-10 (deutsche Klassifizierung von Krankheiten) werden die somatoformen Störungen in folgende Untergruppen eingeteilt:

- Somatisierungsstörung
- Undifferenzierte somatoforme Störung*
- Schmerzstörung*
- Hypochondrie
- Somatoforme Störung nicht weiter spezifiziert

Diagnostik

- Konversionsstörung*
- Dysmophobie
- Somatoforme autonomische Dysfunktion
- Sonstige somatoforme Störung
- Aggravierung (Übertreibung)

*Diese Störungen werden im Nachgang gesondert beschrieben.

In Gutachten wird oft nach diesen Untergruppen nicht weiter beschrieben, sondern lediglich von einer somatoformen Störung gesprochen. Im DSM-V wurde der bisher geltende Begriff „somatoforme Störung" aufgegeben und ersetzt durch „somatic symptom and relate disorder" (deutsch: sich auf Unordnung beziehend). Auf diese unverständliche und unlogische Änderung wird noch eingegangen.

Terminologie

Der Begriff „Somatisierung" bezieht sich auf ein Syndrom mit körperlichen Beschwerden, das nicht durch eine bekannte Krankheit (nosologische Entität) erklärt werden kann und das mit erheblichen psychosozialen Beeinträchtigungen verbunden ist. Bedeutungsgleiche Symptombezeichnungen: Medizinisch unerklärte Symptome und somatische Symptomstörung.

Die Somatisierungsstörung ist stets verbunden mit einer Beeinträchtigung der Sozialfunktionen und bedingt oft erhebliche Behinderungen, ohne dass eine psychiatrische oder nicht psychiatrische Krankheit vorliegt. Die Ursache der Somatisierung ist wissenschaftlich ungeklärt. Diskutiert werden genetische und soziale Faktoren.

Schwere psychosoziale Belastungen wie sexueller Missbrauch in der Kindheit führen nicht selten zu Somatisierungsstörungen wie gastrointestinale (Magen, Darm) Beschwerden, unspezifische Schmerzen, psychogene Anfälle, chronische Beckenschmerzen, Fibromyalgie.

Diagnostik

In der Wissenschaft wird diskutiert, dass die somatoformen Symptome eine Art Hilfeschrei darstellen. Mitunter bestehen übertriebene und unrealistische Ansprüche an das Leben, übertriebene Aufmerksamkeit bezüglich bestimmter Körpervorgänge, die als Zeichen einer drohenden Krankheit aufgefasst werden, Befürchtungen von gesundheitlichen Katastrophen auf Grund von Körperwahrnehmungen.

Funktionelle und somatische Symptome persistieren von der Kindheit bis in das Erwachsenenalter. Anamnestisch sind daher entsprechende Recherchen erforderlich. Einzubeziehen sind körperliche und seelische Symptome, die Familienanamnese und die Sozialanamnese.

Wenn die Somatisierung (Umwandlung von seelischen Beschwerden in Organerkrankungen) eingesetzt hat, bieten die Symptome auch Vorteile, zum Beispiel soziale Unterstützung, Umgehung von Verpflichtungen, Zahlungsunfähigkeit und die Umgehung interner Konflikte. Sozial ergeben sich Arbeitslosigkeit, herabgesetzter Sozialstatus und Verlust der Unabhängigkeit.

Lyme-Borreliose und somatoforme Störung

Im Zusammenhang mit einer chronischen Lyme-Borreliose wird angeblich auf der Basis der Differenzialdiagnose häufig und fälschlicherweise die Diagnose einer somatoformen Störung gestellt. Dabei werden die diagnostischen Kriterien und die bereits dargestellten Zusammenhänge nicht berücksichtigt. Die Diagnose „somatoforme Störung" bleibt also in der Regel völlig unbegründet; dennoch ist diese diagnostische Falschbehauptung (somatoforme Störung) häufig der Grund, eine chronische Lyme-Borreliose zu verneinen, obwohl Anamnese, körperlicher Untersuchungsbefund, medizinisch-technische Befunde und die Differenzialdiagnose die Diagnose der Lyme-Borreliose belegen.

Im DSM-V wird die Differenzialdiagnose Lyme-Borreliose nicht mehr ausdrücklich erwähnt. Es wird jedoch festgestellt, dass das Vorliegen körperlicher Beschwerden unklarer Ätiologie (Ursa-

Diagnostik

che) nicht ausreicht, um die Diagnose „somatic symptom disorder" zu stellen.

Abgrenzung zur Lyme-Borreliose

Nicht selten wird die Diagnose „somatoforme Störung" gestellt, obwohl der Patient über Jahrzehnte völlig gesund und beschwerdefrei war und obwohl die Beschwerdesymptomatik (zum Beispiel der Lyme-Borreliose) plötzlich einsetzte. Bei der Differenzierung zwischen einer chronischen Lyme-Borreliose und einer somatoformen Störung ist daher der relativ plötzliche Beginn der Lyme-Borreliose aus zuvor weitgehender Gesundheit von entscheidender Bedeutung. Patienten mit einer somatoformen Störung haben eine über Jahrzehnte bestehende Anamnese schwankender körperlicher und psychischer Beschwerden mit Auswirkung auf die Sozialfunktionen und zwar meistens seit der Kindheit. Entsprechend weist die Anamnese der Patienten mit einer chronischen Lyme-Borreliose eine derartige Krankheitskarriere seit der Kindheit nicht auf.

Entsprechend weist DSM-IV ausdrücklich darauf hin, dass bei der Verdachtsdiagnose einer somatoformen Störung die Lyme-Borreliose differenzialdiagnostisch zu beachten ist. In der Literatur waren als Synonym für die somatoforme Störung auch Begriffe wie „funktionelle somatische Symptome" und „somatische Symptomenstörung" benutzt worden. Die begriffliche Neuordnung im DSM-V unter Verwendung des Begriffs „somatic symptom disorder" statt „somatoforme Störung" stellt nosologisch und pathophysiologisch eine gravierende Änderung dar, die inhaltlich und argumentativ nicht überzeugt. Nach DSM-V ist die „symptomatic symptom disorder" durch zwei Charakteristika gekennzeichnet:

- Körperliche Symptome
- Leidensdruck und Beeinträchtigung auf Grund der körperlichen Symptome

Diagnostik

„symptomatic symptom disorder"

Die Benutzung des Begriffs „symptomatic symptom disorder" statt „somatoforme Störung" sei nach Ansicht der DSM-Autoren für den nicht psychiatrischen Bereich nützlicher. Die neue Formulierung solle Symptome und Befunde stärker betonen sowie die begleitenden abnormen Gedanken, Gefühle und Verhaltensweisen als Reaktion auf die körperlichen Symptome; im Gegensatz zu DSM-IV soll dagegen weniger das Fehlen einer medizinischen Erklärung für die körperlichen Symptome im

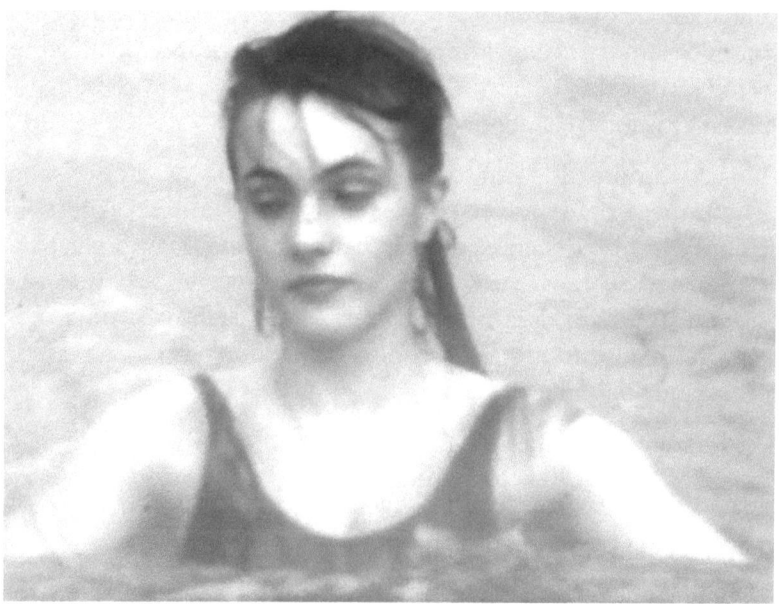

Vordergrund stehen. Nach DSM-V sind bei vielen Patienten nicht die körperlichen Symptome per se entscheidend, sondern vielmehr die Art und Weise, wie die Patienten die somatischen Beschwerden darstellen und interpretieren.

Begründung: Die vorausgegangenen Kriterien nach DSM-IV

stellten angeblich zu stark heraus, dass es sich um „medizinisch unerklärte Symptome" handelte. Im DSM-V wird argumentiert:

Diagnostik

„Die Zuverlässigkeit bei der Definition medizinisch ungeklärter Symptome ist limitiert und die Diagnose auf der Basis einer fehlenden Erklärung problematisch." Zudem begünstige die Definition nach DSM-IV den Seele-Körper-Dualismus.

Die neue Klassifizierung nach DSM-V definiert die Diagnose einer „symptomatic symptom disorder" auf der Basis positiver Symptome, nämlich belastender körperlicher Symptome plus abnormer Gedanken, Gefühle und Verhaltensweise gegenüber der Beschwerdesymptomatik.

Bei anderen psychischen Erkrankungen, zum Beispiel Depression oder Angststörung, können sich angeblich körperliche Symptome entwickeln, deren Ursache unklar bleibt und die auf die psychiatrische Behandlung nicht ansprechen.

Die „symptomatic symptom disorder" steht möglicherweise im Zusammenhang mit verschiedenen Kausalfaktoren: genetische Faktoren, biologische Vulnerabilität (erhöhte Empfindlichkeit gegenüber Schmerz), traumatische Erlebnisse in Kindheit und Jugend (Gewalt, Missbrauch, Verluste) Erfahrung einer vermehrten Zuwendung auf Grund von Erkrankung sowie kultureller und sozialer Elemente.

75 Prozent der Patienten, die früher einer Hypochondrie zugeordnet wurden, werden nun der „symptomatic symptom disorder" zugerechnet. Bei der Konversionsstörung ist das Beschwerdebild im Wesentlichen durch neurologische Symptome gekennzeichnet, die mit dem Untersuchungsbefund nicht kompatibel sind.

Diagnostische Kriterien der „symptomatic symptom disorder"

- Ein oder mehrere körperliche Symptome mit Leidensdruck oder Auswirkung auf Lebensqualität, Lebensstruktur und Sozialfunktion

Diagnostik

- Exzessive Gedanken, Gefühle und Verhaltensweisen gegenüber den körperlichen Beschwerden und zwar mindestens eines der folgenden Kriterien:
    - Unverhältnismäßige und persistierende Gedanken über die Ernsthaftigkeit eines Symptoms
    - Ständige Angst im Zusammenhang mit Gesundheit und Symptomen
    - Ungewöhnlicher Zeit- und Energieaufwand wegen dieser Symptome und Gesundheits-Sorgen
    - Permanenter Beschwerdezustand für mehr als sechs Monate

Eine milde Form der „symptomatic symptom disorder" liegt vor, wenn nur ein Kriterium erfüllt ist, ein mäßiggradiger Krankheitszustand bei zwei oder mehr Symptomen, eine schwere Form bei Vorliegen sämtlicher Kriterien und zusätzlich weiter zahlreicher somatischer Beschwerden oder eines besonders belastenden Symptoms.

Berghoff empfindet diese Neudefinition als „symptomatic symptom disorder" und die zu Grunde liegenden Kriterien als nicht überzeugend. Es bleibe weiterhin unklar, ob primär körperliche Beschwerden zur psychischen Störung führen oder ob umgekehrt eine Wechselwirkung vorliegt. Erst recht nicht werde definiert, welche Form der psychischen Störung gemeint sei. Vor allem die Zusammenhänge zwischen körperlichem Symptom und psychischer Störung bleiben nebulös. Quelle und weitere Beschreibungen: www.praxis-berghoff.de

Undifferenzierte somatoforme Störung

Sie unterscheidet sich von der somatoformen Störung in folgenden Punkten:

Diagnostik

- Die somatoforme Störung tritt vor dem 30. Lebensjahr auf. Der Beginn einer undifferenzierten somatoformen Störung ist vom Lebensalter unabhängig.
- Die somatoforme Störung kann nicht auf eine körperliche oder psychiatrische Erkrankung zurückgeführt werden. Die undifferenzierte somatoforme Störung kann dagegen in Verbindung mit einer körperlichen Erkrankung vorkommen. In diesem Zusammenhang ist eine undifferenzierte somatoforme Störung anzunehmen, wenn die Beschwerden und die Beeinträchtigung der Sozialfunktionen ein Maß überschreiten, das auf Grund der Daten der körperlichen Erkrankung (Anamnese, körperlicher Untersuchungsbefund, Laborbefund) nicht zu erwarten ist. Im DSM-V ist dieser Begriff nicht mehr enthalten.

Konversionstörung

Die Konversionsstörung ist eine Untergruppe der Somatisierungsstörung. Die diagnostischen Kriterien sind im DSM-IV-TR definiert:

- Ein oder mehrere Symptome im Bereich der willkürlichen Bewegung oder der Sinneswahrnehmung, die eine neurologische oder sonstige medizinische Erkrankung suggerieren
- Symptome werden ausgelöst durch vorausgehende Konflikte oder Stressfaktoren
- Die Symptomatik wird nicht willkürlich ausgelöst (also keine Vortäuschung oder Übertreibung)
- Die Symptome können nicht durch eine körperliche Erkrankung vollkommen erklärt werden. Die Symptome führen zu einer erheblichen Beeinträchtigung der Sozialstruktur des Lebens. Die Symptomatik ist nicht begrenzt auf Schmerzen und sexuelle Dysfunktion und kann nicht durch eine psychische Erkrankung erklärt werden.

Diagnostik

Vergeblich sucht man in Gutachten nach diagnostischen Kriterien für diese Diagnose. Sie werden nicht erwähnt, also nicht berücksichtigt.

Die Konversionsstörung ist – wie alle sonstigen Somatisierungsstörungen – nicht durch eine körperliche oder psychische Erkrankung erklärbar. Es handelt sich also um medizinisch ungeklärte Symptome, daher muss auf der Basis einer umfassenden Differenzialdiagnose sichergestellt sein, dass körperliche oder psychische Erkrankungen ausgeschlossen sind. Die Diagnose wird erschwert, da etwa 50 Prozent der Patienten mit Somatisierungsstörungen eine Depression oder Angststörung als Begleiterkrankung (nicht als Ursache) aufweisen. Dem entspricht auch die Tatsache, dass 50 Prozent jener Patienten keine Depression oder Angststörung haben. Neben Depression und Angststörung zeigt sich in 60 Prozent der Fälle eine Persönlichkeitsstörung, meistens mit dem Symptom Kontaktmeidung, Verfolgungsängste, mangelnde Selbstakzeptanz und obsessive-kompulsive Störung (zum Beispiel Panikattacken).

Wie bei allen Somatisierungsstörungen hat auch die Konversionsstörung ihren Ursprung in Kindheit und Jugend. Konflikte und Stressfaktoren sind lediglich auslösende Faktoren, jedoch nicht die Ursache. Als Synonyme sind bekannt: Hysterie und Morbus Briquet. (Historische Bezeichnung, rasch wechselnde Symptomatik.)

Diagnostisch kann man sich beschränken auf Symptome wie

o Amnesie (Gedächtnisverlust)
o Lähmung
o Blindheit
o Stimmlosigkeit und anderes

Diese Symptome täuschen im Wesentlichen neurologische Krankheiten vor. Einige Patienten haben eine hysterische Persönlichkeit, sind histrionisch (egozentrisch, theatralisch) mit exaltiertem und Aufmerksamkeit-heischenden Verhalten, emotionaler Labilität, egozentrisch, „verführerisch" und „hörig".

Diagnostik

Hysterie

Es werden zwei Formen von Hysterie unterschieden:
o Chronischer Zustand mit zahlreichen und oft dramatisch präsentierten Symptomen und somatischen Abnormalitäten, für die keine Ursachen erkennbar sind
o Anhaltende körperliche Symptome, um sozialen Belastungen zu entgehen (Militärdienst, Gefängnis, Strafprozess und ähnliches)

Die klassische Hysterie ist durch folgende Faktoren gekennzeichnet:
o Symptome treten episodisch auf
o Beginn der Symptomatik vor dem 25. Lebensjahr
o Sozialfunktionen oft beeinträchtigt
o Lebenslauf durch hysterische Symptome gekennzeichnet
o Häufige Unterbrechung der Sozialentwicklung (zum Beispiel Schule, Ausbildungsplatz)

Häufigste Symptome der Hysterie
o Kopfschmerzen
o Unscharfes Sehen
o Globusgefühl
o Aphonie (Stimmlosigkeit)
o Kurzatmigkeit
o Herzklopfen
o Angstattacken
o Anorexie (Magersucht)
o Übelkeit
o Erbrechen
o Bauchschmerzen
o Nahrungsmittelallergie
o Dysmenorrhoe (Regelschmerzen)

Diagnostik

- Harnverhaltung
- Libidoverlust
- Dyspareunie (Sexualstörungen)
- Parästhesien (Missempfindungen der Nerven)
- Benommenheit
- Nervosität
- Weinkrämpfe

Sonstige Kennzeichen:
- Unpräzise Angaben zur Beschwerdesymptomatok
- Momente dramatischen Verhaltens und erklärbaren Krankheitszustandes
- Zeitlich ruhige Phasen
- Emotional oberflächlich
- Keine pathologischen Befunde

Hinweise auf hysterischen Schmerz:
- Unfähigkeit, Beschwerden klar zu beschreiben
- Unpassend zu einem bekannten Krankheitszustand
- Dramatische Übertreibung hinsichtlich Schmerzintensität und deren Auswirkungen
- Bizarre Haltungen und Verhaltensweisen
- Hinweis auf frühere hysterische Zustände

Sonstige Formen der Hysterie
- Hysterisches Erbrechen
- Hysterische Epileptische Anfälle
- Trance-Zustände
- Hysterische Lähmung
- Hysterischer Tremor
- Hysterische Blindheit
- Hysterische Amnesie

Diagnostik

Sonstige Hinweise auf eine Konversion, Hysterie:
- Patient preokkuppiert, versucht das Gegenüber befangen zu machen
- Fragen nach zahlreichen Symptomen, die mit der aktuellen Situation nichts zu tun haben

Die Symptome dieser Somatisierungsstörung treten auch bei zahlreichen körperlichen und psychischen Krankheitszuständen auf; es kommt zu Überlappungen mit zahlreichen sonstigen medizinischen Krankheitszuständen. Daher kann eine Konversionsstörung irrtümlich diagnostiziert werden, Bei einem erheblichen Anteil der Patienten, bei denen primär eine Hysterie angenommen wurde, zeigte der weitere Krankheitsverlauf, dass die Symptomatik durch körperliche Krankheiten bedingt war. Diese Fehleinschätzungen ergeben sich insbesondere, wenn Befunde und Symptome nicht mit glaubhaften Manifestationen korrelieren, wie die der Untersucher auf Grund seiner persönlichen Berufserfahrung einschätzt.

Persönlichkeitsstörung/ Dissoziative Identitätsstörung

Diese Störung wurde vormals als „multiple Persönlichkeitsstörung" bezeichnet, was auch heute noch in Gutachten zu lesen ist. In der modernen Literatur nach DSM-V werden bei diesen psychiatrischen Krankheitszuständen drei Gruppen unterschieden:

- Dissoziative Identitätsstörung
- Generalisierte Persönlichkeitsstörung
- Persönlichkeitsstörung

Dissoziative Identitätsstörung
Diagnostische Kriterien:
- Unterbrechung der Identität, charakterisiert durch zwei oder mehrere unterschiedliche Persönlichkeitszustände. Die Per-

Diagnostik

sönlichkeitsänderung führt zu erheblicher Unterbrechung der Selbstwahrnehmung sowie der Wahrnehmung im Bereich persönlicher Handlungen, Affekt, Verhalten, Bewusstseinszustand, Erinnerungsvermögen, Wahrnehmung, Kognition und zu sensiblen und motorischen Funktionsstörungen. Diese Zeichen können durch den Patienten selbst beobachtet werden oder durch außenstehende Personen.

o Wiederholte Lücken in der Erinnerung an Vorgängen des Alltagslebens, im Hinblick auf persönliche Informationen und traumatische Ereignisse, also Ereignisse, die normalerweise nicht vergessen werden.
o Die Symptome sind stark belastend und beeinträchtigen die Sozialfunktionen, insbesondere im beruflichen Bereich
o Bei Kindern ist keine Abgrenzung gegenüber Fantasiegebilden oder -vorgängen möglich.
o Die Zustände sind nicht Folge von Drogen oder anderen Krankheitszuständen, zum Beispiel komplexe partielle cerebrale Anfälle

Generelle Persönlichkeitsveränderung

Diagnostische Kriterien:
o Erhebliche Änderung der Kognition (Informationsverarbeitung)
o Affektlabilität (resigniert, deprimiert)
o Gestörter interpersoneller Umgang
o Mangelnde Impulskontrolle
o Inflexibles und rücksichtsloses Verhalten in persönlichen und sozialen Situationen
o Erhebliche Krankheitsbelastung oder Beeinträchtigung der Sozialfunktionen. Der Krankheitszustand erstreckt sich über eine lange Zeit. Sein Beginn kann auf die Kindheit und Jugend zurückverfolgt werden.

Diagnostik

- Der Zustand kann nicht besser durch eine andere mentale Störung erklärt werden
- Der Zustand ist nicht bedingt durch Drogen oder durch eine andere Krankheit, zum Beispiel Schädel-Hirn-Trauma

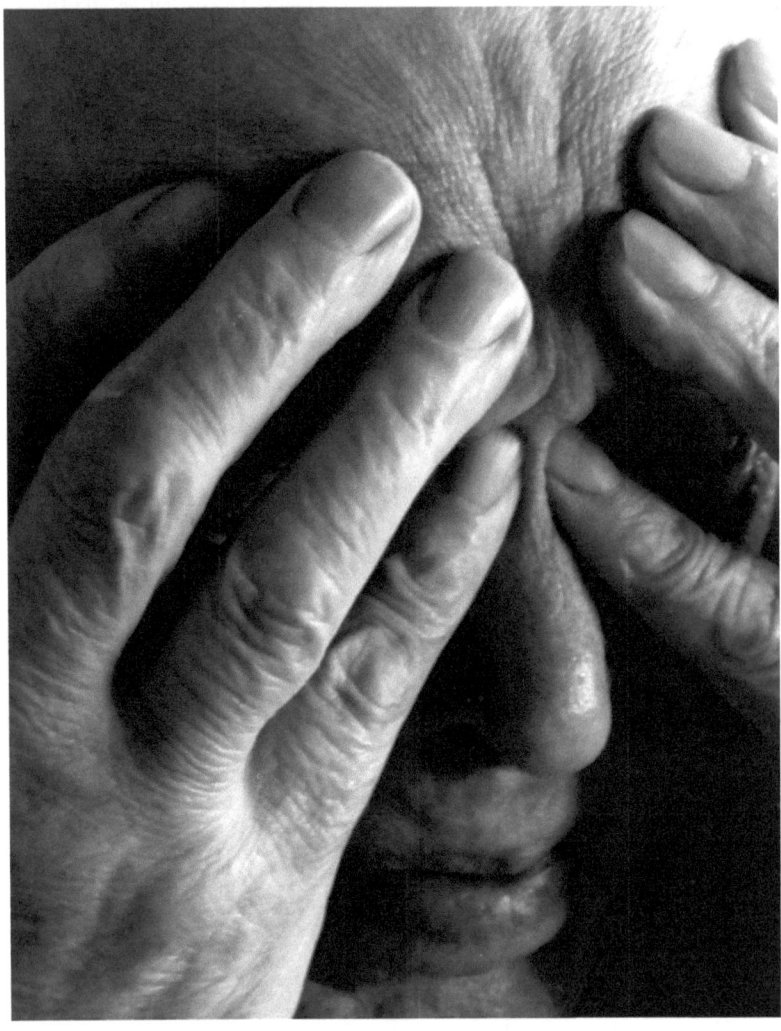

Alternatives DSM-V-Modell für Persönlichkeitsstörung
Diagnostische Kriterien:

Diagnostik

- Mäßige oder ausgeprägte Störung der Persönlichkeit mit Beeinträchtigung der persönlichen und interpersonellen Funktion
- Einer oder mehrere pathologische Persönlichkeitszüge
- Inflexibilität und Rücksichtslosigkeit im persönlichen Verhalten und in sozialen Situationen
- Über lange Zeit anhaltende Persönlichkeitsveränderung, deren Beginn in Kindheit und Jugend zurück verfolgt werden kann
- Die Persönlichkeitsstörung kann nicht besser durch eine andere mentale Störung erklärt werden.
- Die Persönlichkeitsstörung ist nicht Folge von Drogen oder anderen medizinischen Erkrankungen, zum Beispiel schweres Schädel-Hirn-Trauma
- Die Beeinträchtigung der Persönlichkeits-Funktion und der individuellen Persönlichkeit kann nicht besser als normal für den aktuellen Entwicklungsstand oder das soziale Umfeld erklärt werden.

Diese Persönlichkeitsstörung wird nach DSM-V in drei Gruppen eingeteilt:

Gruppe A:

Sonderbar, exzentrisch Paranoid: Misstrauen und Verdacht anderen Personen gegenüber, denen bösartige Motive unterstellt werden.

Schizotypisch: Unfähigkeit zu Sozialkontakten oder Unwohlsein bei Sozialkontakten, Störung des Denkens und der Wahrnehmung, exzentrisches Verhalten Schizoid. Unfähig zu Sozialkontakten, extreme emotionale Einschränkung bei interpersonalen Situationen

Gruppe B:

Impulsiv, emotionell, dramatisierend

Diagnostik

Antisozial: Rechtswidriges Verhalten, Lügen, Stehlen, Schulden nicht bezahlen, Vernachlässigung von Kindern und sonstigen Abhängigen

Borderline: Instabilität bei interpersonalen Beziehungen, instabile Selbsteinschätzung, Gefühlslabilität. Mangelnde Impulskontrolle

Histrionisch: Exzessive Emotionalität, Aufmerksamkeit heischend

Narzisstisch: Großspurig in Fantasie und Verhalten, Bedürfnis der Bewunderung, Mangel an Empathie.

Gruppe C:
Ängstlich, furchtsam

Abhängig: Minderwertigkeitsgefühle, Entscheidungsunfähigkeit, Unterwürfigkeit, Vermeidung von Konfrontation aus Furcht, Unterstützung zu verlieren

Vermeidungstendenz: Meidung von sozialer Exposition, Minderwertigkeitsgefühl, Überempfindlichkeit gegenüber negativen Erfahrungen

Obsessiv kompulsiv: Besessenheit bezüglich Perfektionismus mentaler und interpersonaler Kontrolle und Regeln auf Kosten der Flexibilität, Offenheit und Effizienz.

Anpassungsstörung

Entsprechend DSM-IV sind bei der Anpassungsstörung folgende diagnostische Kriterien gefordert:
- Emotionale Störung und Verhaltensauffälligkeit als Reaktion auf eine identifizierbare psychosoziale Belastung innerhalb von drei Monaten vor Auftreten der Beschwerden
- Erheblicher Leidensdruck und übermäßige Reaktion auf die erlittene psychosoziale Belastung
- Beeinträchtigung der sozialen, insbesondere der beruflichen Funktion

Diagnostik

- Die Beschwerden sind nicht durch andere definierte psychische Erkrankungen zu erklären
- Kein Zusammenhang mit einem Trauerfall
- Nach Fortfall der psychosozialen Belastung klingt die Belastungsreaktion spätestens nach sechs Monaten ab

Posttraumatische Belastungsstörung

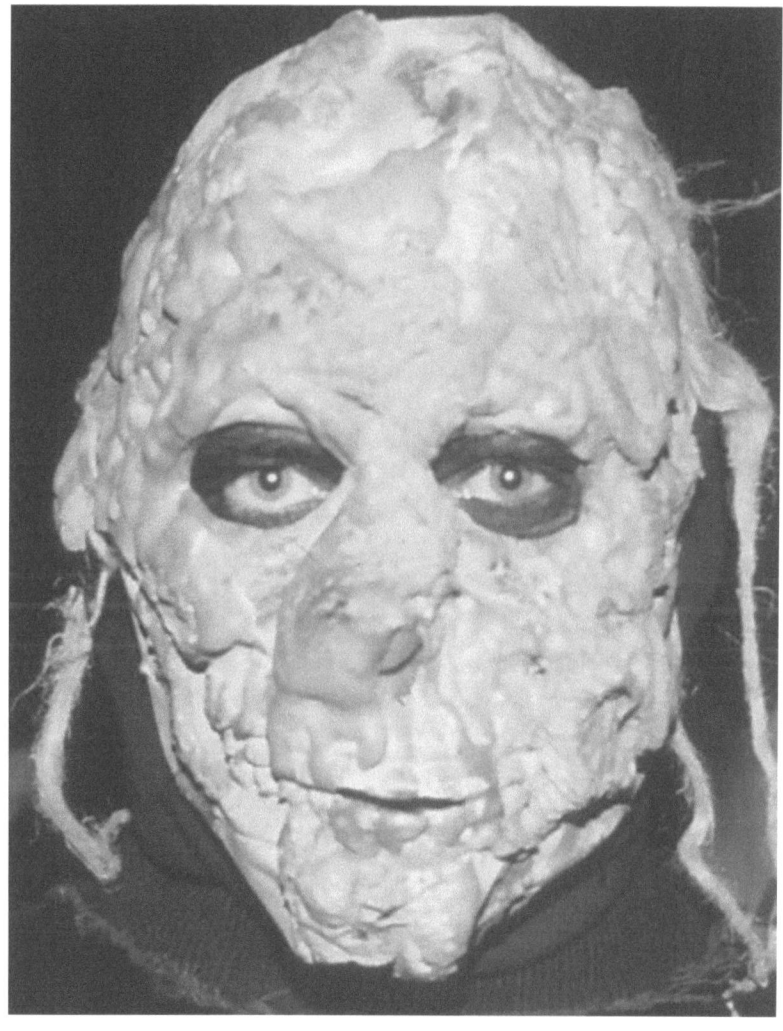

Diagnostik

Entsprechend DSM-IV gelten bei der posttraumatischen Belastungsstörung folgende Kriterien:

- Erlebnis eines Ereignisses verbunden mit Tod oder Lebensbedrohung, schweren Unfällen oder schwere „körperliche" Bedrohung der eigenen Person oder Außenstehender
- Reaktion auf die Belastung in Form von Furcht, Hilfslosigkeit, Horror
  - Das traumatische Ereignis wird auf folgenden Wegen immer wieder erlebbar:
    - Erinnerung an die Belastung in Bilder und Gedanken
    - Wiederkehrende Alpträume im Zusammenhang mit dem Ereignis
    - Flashback bezüglich traumatischen Ereignisses
    - Heftiger psychologischer Disstress bei Konfrontation mit Dingen, die an das Trauma erinnern
    - Affektlabilität
- Ständiges Vermeiden von Stimuli, wie sie beim Trauma auftraten
- Persistierende Unruhe
  - Einschlafstörungen
  - Gereiztheit
  - Konzentrationsstörungen
  - Übertriebene Schreckreaktion
- Dauer der Störung mindestens einen Monat
- Klinisch signifikanter Disstress und Beeinträchtigung der Sozialfunktionen

Chronischer Verlauf: Dauer über drei Monate

Verzögerter Beginn; mehr als sechs Monate nach Ereignis

Diagnostik

Panikstörungen

Nach DSM-IV werden zwei Formen von Panikstörung unterschieden

- Panikstörung mit Agoraphobie (Angst vor Plätzen, Situationen, auch Flugzeug)
- Panikstörung ohne Agoraphobie

Kriterien der Panikattacke mit Agoraphobie:
Entwicklung einer intensiven Furcht oder Missbehagen, bei der

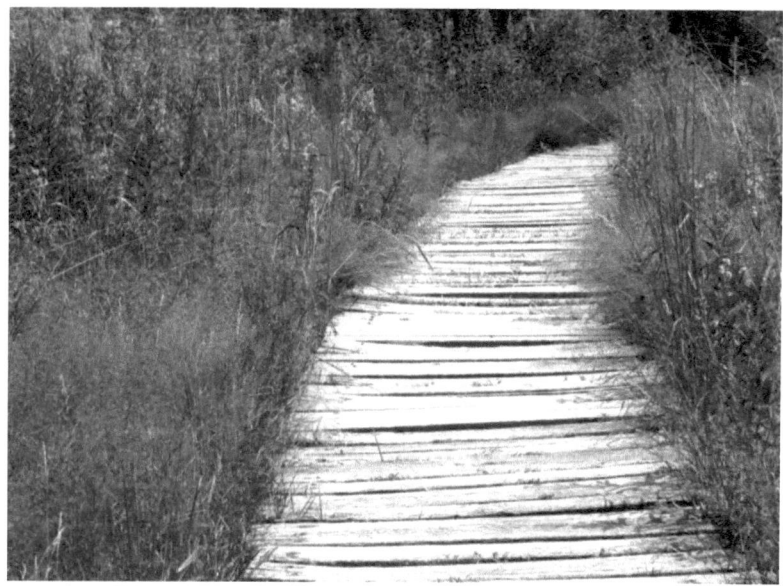

vier der folgenden Symptome plötzlich auftreten und innerhalb von zehn Minuten einen Höhepunkt erreichen:

- Herzklopfen, Herzrasen
- Schwitzen
- Zittern
- Kurzatmigkeit, Lufthunger
- Erstickungsgefühl
- Brustkorbschmerzen

Diagnostik

- Übelkeit, Bauchbeschwerden
- Benommenheit, unsystematischer Schwindel, Ohnmachtsgefühl
- Realitätsverlust
- Furcht, verrückt zu werden
- Todesangst
- Taubheit und Kribbelparästhesien
- Frösteln, Hitzewallungen

Kriterien der Panikstörung ohne Agoraphobie:

- Rezidivierende Panikattacken
- Beschwerden nach Panikattacke
- Ständige Sorgen wegen erneuter Panikattacke
- Sorge bezüglich Implikationen und Auswirkungen der Panikattacken
- Verhaltensstörung in Korrelation mit den Attacken

Sonstige Kriterien

- Fehlen von Agoraphobie
- Panikattacken nicht bedingt durch Medikamente, Drogen oder körperliche Erkrankungen
- Panikattacken nicht bedingt durch eine andere psychische Erkrankung oder durch eine nachvollziehbare soziale oder situative psychische Belastung.

Kriterien der Agoraphobie

- Die Agoraphobie ist für sich alleine keine kodierte psychische Störung nach DSM-IV, sondern eine Krankheitsmanifestation einer Panikstörung
- Angst, sich auf Plätzen oder in Situationen zu befinden, bei denen Flucht oder Hilfestellung schwierig ist, zum Beispiel Flugangst im Flugzeug

Diagnostik

- Angst vor Aufenthalt außerhalb der Wohnung, Aufenthalt in Menschenansammlungen, Aufenthalt auf einer Brücke, Reisen in Bus, Zug, Auto, Flugzeug
- Vermeidung der oben genannten belastenden Situationen, Furch vor Panikattacken in solchen Situationen, angewiesen zu sein auf Begleitperson
- Agoraphobie nicht bedingt durch andere psychische Krankheiten, Drogen sowie soziale oder situative Belastungen

Histrionische Persönlichkeitsstörung
Kriterien nach DSM-IV
- Unbehagen, wenn „man" nicht im gesellschaftlichen Mittelpunkt steht
- Gesellschaftliche Interaktion charakterisiert durch unadäquate sexuell provokative oder schlüpfrige Verhaltensweise
- Rasch wechselnde übertriebe Bekundungen von Emotionen
- Versuch, sich ständig in den Vordergrund zu spielen, um Aufmerksamkeit zu erregen
- Sprachstil mit exzessiv impressionistischer Färbung und Mangel von Details
- Theatralisches Verhalten und übertriebener Ausdruck von Emotionen
- Hohe Suggestibilität (Beeinflussbarkeit)
- Annahme, dass persönliche Beziehungen intimer sind, als dies der Tatsache entspricht

Narzisstische Persönlichkeitsstörung
Kriterien nach DSM-IV
- Übertriebene Selbsteinschätzung, Übertreibung von Talenten und Erwartungshaltungen, als überlegen angesehen zu werden, ohne Vergleiche anzustellen

Diagnostik

- Besessen von Fantasien unbegrenzten Erfolges, Vitalität, brillanten Auftretens, Schönheit und einer idealen Liebe
- Überzeugung, etwas ganz Besonderes zu sein und nur von Seinesgleichen verstanden zu werden
- Verlangen nach exzessiver Bewunderung
- Unvernünftige Erwartung einer bevorzugten Behandlung oder einer automatischen Entsprechung von Erwartungen
- Strebt eigene Ziele auf Kosten anderer an
- Mangelnde Empathie
- Neid auf andere Personen oder Vermutung, dass andere Personen auf einen neidisch seien
- Arrogantes hochmütiges Verhalten

Neurasthenie (Nervenschwäche)

Der Begriff „Neurasthenie" ist in der modernen Nomenklatur (DSM-IV, DSM-V) nicht mehr enthalten, aber immer noch in Gutachten zu finden. Er versteckt sich hinter zahlreichen Synonymen:

- Asthenische (aus Schwäche agierende) Persönlichkeit
- Psychovegetatives Erschöpfungssyndrom
- Psychiasthenisches Versagen
- Neurastisches Syndrom
- Nervosität
- Vegetative Neurose
- Allgemeines psychosomatisches Syndrom

Die asthenische Persönlichkeit ist gekennzeichnet durch Mangel an Spannkraft, eine besondere, auch körperlich empfundene Schwäche und erhöhte Erschöpfbarkeit. Es sind seelisch sich unzulänglich fühlende und körperlich leicht versagende Menschen. Militärisch: Weichei.

Der Asthenische kann sich nur schwer durchsetzen und seine Belange vertreten. Bei Belastungen treten Versagenszustände auf

Diagnostik

mit depressiv ängstlicher Verstimmung. Oft werden zahlreiche körperliche Beschwerden vorgebracht, denen kein Organbefund entspricht. Im Laufe des Lebens passt sich ein Patient mit einer asthenischen Persönlichkeit allmählich den Herausforderungen an. Es treten folgende psychosomatische Reaktionen auf:

o Erschöpfung
o Stimmungsschwankungen
o Benommenheit
o Kopfschmerz
o Schlafstörungen
o Gastrointestinale Beschwerden und ähnliche Symptome

Neurose

Der Begriff „Neurose" wird in ICD-10 der WHO und DSM-IV nicht mehr benutzt. Vielmehr wird in ICD-10 der Begriff „neurotische Störung" gewählt, allerdings lediglich als Oberbegriff (Gruppe F.40 ICD-10), nicht jedoch zur Bezeichnung einer konkreten Krankheit. Es werden vielmehr in ICD-10 verschiedene Untergruppen (Oberbegriff neurotische Störung) beschrieben, darunter auch die somatoforme Störung. Die somatoforme Störung wird im DSM-IV jedoch wiederum in zahlreichen Untergruppen gegliedert, die mit den Untergruppen in ICD-10 nicht übereinstimmen. Daher ist der Begriff „neurotische Störung" in seiner Begrifflichkeit nicht eindeutig und im diagnostischen und gutachterlichen Bereich nicht anwendbar.

Nach ICD-10 F.40 ff. umfasst die neurotische Störung ausschließlich Untergruppen, die mit Phobien in Zusammenhang stehen:

o Phobische Störung
o Agoraphobie
o Soziale Phobien
o Spezifische Phobien wie Höhenangst, Klaustrophobie (Angst vor Enge), Tierphobie

Diagnostik

- Angststörungen
- Zwangsstörungen
- Panikattacken
- Anpassungsstörungen
- Akute Belastungsreaktion
- Posttraumatische Belastungsstörung

Borderline Persönlichkeitsstörung

Diagnostische Kriterien nach DSM-IV:

- Verzweifelte Versuche, ein (vermeintliches oder reales) Verlassenwerden zu vermeiden (abgesehen von suizidalem Verhalten oder Selbstverletzungen)
- Instabile und intensive interpersonale Beziehung, charakterisiert durch die Abwechslung zwischen extremer Idealisierung und Abwertung des Partners
- Ständige Zweifel an der eigenen Person und gestörtes Selbstwertgefühl
- Impulsivität auf selbstzerstörerischen Gebieten (Spenden, Sex, Drogen, rücksichtsloses Autofahren, Binge-Eating (unkontrollierte Heißhungerattacken)
- Wiederkehrendes demonstratives suizidales Verhalten
- Affektive Instabilität mit völlig überzogener Reaktion im Bereich der Stimmungslage
- Ständiges Gefühl der inneren Leere, inadäquater Zorn oder mangelnde Agressionskontrolle
- Vorrübergehend stressabhängige paranoide Gedanken und schwere hysterische Symptome

Psychische Störungen überdiagnostiziert?

Unter dieser Überschrift sezierte die Zeitschrift BORRELIOSE WISSEN Nr. 32 (www.borreliose-bund.de) eine Studie der BKK, die als Ergebnis behauptete, dass sich die Fälle der Psy-

Diagnostik

chischen Störungen in Deutschland massiv multipliziert hätten. 15 Prozent aller AU-Tage der BKK-Mitglieder seien durch psychische und Verhaltensstörungen verursacht. Fast die Hälfte dieser AU-Tage würden auf das Konto affektiver Störungen (Wahrnehmung, Schlaf, Antriebsschwäche) zurückzuführen sein. Zwischen 1976 und 2013 hätten sich die Fehlzeiten verfünffacht.

Ein Kommentar von Dr. Harald Bennefeld

Die angeführten sogenannten "affektiven Störungen" sind aus fachlicher, jedoch (bewusst!) nicht-psychiatrischer Sicht überwiegend nicht dem Fachgebiet Psychiatrie, sondern der Neurologie, vielleicht auch der Neurochirurgie oder auch der Inneren Medizin zuzuordnen: Denkstörungen, Störungen der Wahrnehmung, Schlafstörungen und Antriebsschwäche haben zu einem großen Teil organische Ursachen, wozu auch infektiologische Gründe zählen. Ohne ausreichende Diagnostik, wozu nicht nur laborchemische, sondern auch bildgebende Verfahren wie zum Beispiel MRT gehören, dürfen diese mehr dem neurokognitiven, nicht jedoch dem neuropsychologischen oder gar psychiatrischem Bereich zuzurechnenden Symptome, nicht als psychiatrische Erkrankungen definiert und behandelt werden.

Lediglich die Depression, die natürlich auch organische Ursachen haben kann, gehört zu einem großen Teil zum Fachgebiet der Psychiatrie. So gesehen ist die große Zahl psychiatrischer Störungen nicht verwunderlich - es wird einfach viel zu wenig beziehungsweise zu ungenau nachgeforscht (Gründe: Zeitmangel? Kostenbegrenzungen und Regresse der KV?) und zu schnell (der

Diagnostik

Einfachheit halber?) die psychiatrische Schublade gezogen. Wenn dann noch diese Patienten einfach weiter psychiatrisch behandelt, nicht jedoch in die Hände von Ärzten gegeben werden, die "über den Tellerrand hinausschauen", können auch die Arbeitsunfähigkeitszeiten nicht reduziert werden.

Auffällig ist auch, dass dort, wo viele Psychiater oder psychologische Psychotherapeuten (=Psychologen mit Kassenzulassung) tätig sind, zum Beispiel in Praxen in Großstädten oder beliebten Gegenden, besonders viele entsprechende Diagnosen gestellt und häufig AU-Zeiten ausgestellt werden (der krankgeschriebene Patient hat dann Zeit, zum Therapeuten zu gehen - ein Schelm, wer Böses dabei denkt).

Auch fällt auf, dass bei Arbeitslosen die Diagnose "Depression" häufiger gestellt wird - zu überprüfen wären die Gründe, die sicher nicht nur in der Tatsache der Arbeitslosigkeit zu finden sind. Hier wären entsprechende Studien mit objektiver Überprüfung der Diagnosen (in Zusammenarbeit mit und unter Einbeziehung der zuständigen persönlichen Betreuer der Arbeitsverwaltung!) sicher äußerst hilf- und aufschlussreich. Infektiologische Gründe dürften in diesem Zusammenhang allerdings ausscheiden.

Das Burn-out-Phänomen nimmt in besonders arbeitsintensiven Tätigkeitsbereichen, insbesondere wenn es sich um Belastungen mit dem sogenannten Diss-Stress (dem negativen, von Erfolglosigkeit begleiteten, im Gegensatz zu dem positiven Stress mit positiven Arbeitsergebnissen) handelt, in den letzten Jahren zu. Ob es sich tatsächlich in allen Fällen um eine Erkrankung handelt, ist derzeit noch nicht abschließend wissenschaftlich geklärt. Natürlich besteht auch die Wahrscheinlichkeit, dass ein an einer organischen Erkrankung leidender Patient seine beruflichen Belastungen gerade auf Grund dieser Krankheit nicht mehr bewältigen oder kompensieren kann, so dass ein Burn-out-Syndrom resultieren kann. Derartige Fälle sind Ärzten, die Borreliose und Co-Infektionen behandeln, mehr oder weniger häufig bereits begegnet. Wichtig ist dann die Differenzierung, nicht das Feststellen oder Fortschreiben einer fragwürdigen Diagnose. Die regionale Verteilung der Diagnose unterstützt diese Interpretation allemal.

Die vorgestellte Untersuchung des BKK-Verbandes sollte die Verantwortlichen animieren, sich einmal mehr mit den vorstehend nur ansatzweise genannten Ursachen für den Anstieg der genannten Diagnosen beziehungsweise Erkrankungen zu beschäftigen und einen Wechsel der Betrachtungsweise der genannten Symptome vorzunehmen. Die dafür erforderliche Kompetenz steht bei vielen Ärzten zur Verfügung! Auch sollte in diesem Zusammenhang einmal darüber nachgedacht werden, warum es in Deutschland mehr psychosomatische Betten gibt als auf der gesamten übrigen Erde zusammen. Vielleicht findet sich ja doch das ein oder andere - sinnvolle - Einsparpotenzial, das die Kostenträger ja zu Recht suchen - sie sollten sich nur einmal mit den richtigen Fachleuten unterhalten.

Der Autor ist Arzt für Neurochirurgie und Sportmedizin

Chefarzt der Klinik Dreizehnlinden, Bad Drieburg

Symptome der Lyme-Borreliose im Spätstadium

Von Ute Fischer unter Verwendung von Manuskripten von PD Dr. Walter Berghoff

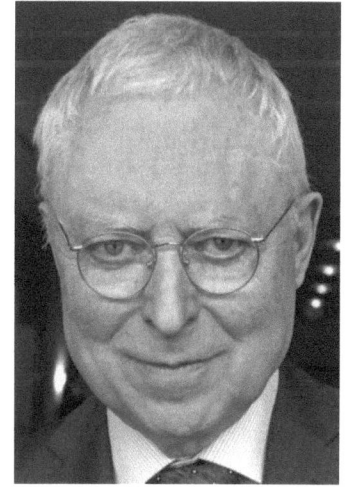

Seit der Erstbeschreibung eines Lyme-Borreliose-Spätstadiums durch Alan Steere im Jahr 1983 bestehen Zweifel und unterschiedliche Meinungen zwischen spezifischen, also der Lyme-Borreliose eindeutig und ausschließlich zuordenbaren Symptomen und den sogenannten unspezifischen Symptomen; gemeint sind Symptome, die nicht eindeutig und ausschließlich auf

Diagnostik

eine Lyme-Borreliose zurück zu führen sind. Allein in der Nennung dieses Spätstadiums existieren völlig unterschiedliche Bezeichnungen für die gleiche Symptomatik:

Lyme-Borreliose Spätstadium
Lyme-Borreliose Stadium III
Late Lyme Disease (LLD)

Chronische Lyme-Borreliose
Steere behandelte und untersuchte damals 108 Patienten über 10 Tage. Bei 10 Patienten wurde die Behandlung wiederholt. Danach fühlten sich 50 Prozent geheilt und 50 Prozent landeten in der Schublade „Late Disease", also Spätstadium. Die Symptome der noch immer Kranken wurden in zwei Kategorien aufgeteilt:

Minor (leicht, unbedeutend)
(mindestens 1 Symptom)
- Gesichtslähmung
- Herzrasen
- Arthritis
- Muskelskelett-Schmerzen
- Gelenkschmerz ohne Arthritis
- Kopfschmerz

Major (stärker, bedeutender)
(mindestens 1 Symptom)
- Herzmuskelentzündung
- Entzündung Gehirn und Hirnhäute
- Wiederkehrende Gelenkentzündung

Alle Patienten, die keines dieser Symptome aufwiesen, unabhängig davon, ob sie andere hatten, wurden als „ohne" Late Disease bezeichnet, also „nicht an Spät-Borreliose leidend".

Eine weitere Untersuchung von Steere an 184 Patienten mit Erythema migrans ergab nach der antibiotischen Behandlung folgende Einteilung:

Diagnostik

Nur wer die Minor und Major-Symptome aufwies, kam in die Schublade Spät-Borreliose.

Alle anderen wurden unterteilt nach der Häufigkeit der Beschwerden in Prozent:

	No Late Disease	Late Disease
Kopfschmerz und Nackensteife	52	78
Starke Gelenkschmerzen	23	46
Fatigue Müdigkeit	5	22

Im Laufe von Jahrzehnten definierten die Center of Disease Control and Prevention (CDC, vergleichbar mit dem deutschen Robert Koch-Institut) immer wieder neue Kombinationen von Beschwerden, die eine Spätborreliose kennzeichnen würden. Die CDC grenzten bestimmte Beschwerden auch aus, so zum Beispiel Kopfschmerz, Müdigkeitssyndrom, Lähmungen, leichte Nackensteife, Herzklopfen, zu langsamer Herzschlag, Schenkelblock (Störung der Erregungsleitung im Herzen), Herzmuskelentzündung mit AVB (Unterbrechung der Erregungsleitung).

Prof. Stanek, Österreich, stellte 2011 wieder andere Kriterien des Spätstadiums auf; vor allem reduzierte er die Symptome auf Arthritis, Acrodermatitis chronica atrophicans (flächige Hautentzündung), chronische Lyme-Neuroborreliose, Polyneuropathie (mehrfache Nervenerkrankungen) sowie Gelenkveränderungen. 2012 stellte Steere mit Kollegen Linden und Thorner wieder eine andere Kombination von Spätborreliose-Symptomen vor.

Zum derzeitigen Stand existieren sechs unterschiedliche Kriterienkataloge für Symptome des Spätstadiums einer Lyme-Borreliose. Im Gegensatz zur herkömmlichen Betrachtung von Steere aus 1983, der CDC, der IDSA (US-Ärztegesellschaft), einer späteren Untersuchung von Steere mit Kollegen Linden sowie Stanek bezieht die Deutsche Borreliose-Gesellschaft (DBG)

Diagnostik

die meisten Symptome als kennzeichnend für das Spätstadium ein. Trotzdem muss im Focus des Betrachters bleiben, dass nur wenige Krankheitsmanifestationen für eine Lyme-Borreliose krankheitsbeweisend sind, nämlich die Wanderröte (Erythema migrans), die Acrodermatitis chronica atrophicans, Akute Neuroborreliose mit pathologischem Liquor inklusive intrathekaler Antikörperbildung und der eigentliche Erregernachweis mittels Anzucht oder PCR.

Übersicht der Symptome einer Späten (chron.) Lyme-Borreliose

Symptom	DBG	Steere 1983	CDC	IDSA	Linden-Steere 2012	Stanek et.al
Müdigkeitssyndrom	+	+				
Schlafstörung	+					
Kopfschmerz	+	+				
Nackensteife	+	+				
Benommenheit	+					
Gelenkschmerz	+	+			+	
Muskelschmerz	+	+			+	
Arthritiden	+	+	+	+	+	+
Insbes. Gonarthritis	+	+				
Sek. Arthrose					+	
Rücken-Wirbelsäulenschmerzen	+					
Meningitis	+		+	+		+
Meningo Enzephalitis	+	+	+	+	+	+
Paraparese	+	+		+	+	+
Cranielle Neuropathie	+		+	+	+	+
(insbes. Fazialisparese)	+	+				
Neuroradiculitis	+	+	+	+	+	+
Polyneuropathie	+			+	+	+

Diagnostik

Symptom	DBG	Steere 1983	CDC	IDSA	Linden-Steere 2012	Stanek et.al
Encephalopathie	+			+	+	+
Kognitive und mentale Störungen	+					
Demenz	+			+		+
Erythema migrans	+					
ACA	+	+		+	+	+
Fibrome						+
Morphea-ähnliches	+				+	
Myokarditis	+	+	+			
Pericarditis	+					
AV-Block I-III	+		+		+	
Herzrhythmusstörung	+					
Supraventrikuläre Tachykardie		+				
Dilatative Kardiomyopathie	+					
Gastrointestinale Beschwerden	+					
Opticus Neuritis	+					+
Uveitis	+	+				
Okuläre Neuritis	+					
Vaskulitis	+					
Entzündung der Keimdrüsen	+					

Die Bezeichnung „spezifisches Symptom" beziehungsweise „unspezifisches Symptom" ergibt sich aus dem Vergleich zwischen verschiedenen Krankheiten und basiert auf der Häufigkeit, mit der die Symptome bei einzelnen Krankheiten auftreten. Ist ein Symptom bei einer bestimmten Krankheit im Vergleich zu anderen Krankheiten relativ häufig, besteht die Tendenz, das Symptom als spezifisch zu bezeichnen. Umgekehrt ist ein selte-

Diagnostik

nes Vorkommen eher unspezifisch. Tritt ein Symptom nur bei einer einzigen Krankheit und nicht bei anderen Krankheiten auf, sollte aus Gründen der Präzision eher der Begriff „krankheitsbeweisend" benutzt werden. Die Diagnosestellung allein auf der Basis, dass „spezifische Symptome" vorliegen, ist fragwürdig, ebenso wie der Ausschluss einer Krankheit mit der Begründung, dass nur unspezifische Symptome bestehen würden. Grundsätzlich, so Walter Berghoff, sei ein jegliches Symptom, ob spezifisch oder unspezifisch, der Differenzialdiagnose zu unterziehen, um es der tatsächlich zutreffenden Krankheit zuzuordnen.

Wer nur nach spezifisch und unspezifisch diagnostiziert, läuft Gefahr, dass eine Differenzialdiagnose als unnötig empfunden und deshalb unterlassen wird. Andererseits verführt das Vorliegen unspezifischer Symptome zum Ziel, eine Lyme-Borreliose ganz auszuschließen, ohne eine Differenzialdiagnose zu unternehmen. Entscheidend ist jedoch, dass auch bei unspezifischen Symptomen im Rahmen einer Differenzialdiagnose alle in Betracht kommenden Ursachen bedacht werden, so dass sich die Feststellung einer Lyme-Borreliose als Ausschlussdiagnose ergibt. Es sei jedoch fatal, eine Lyme-Borreliose diagnostisch auszuschließen, weil offensichtlich nur unspezifische Symptome vorherrschen, sie keine diagnostische Zuordnung zulassen und deshalb jegliches diagnostisches Bemühen überflüssig sei.

Diagnostik

Herzentzündung durch Lyme-Borreliose

Das gibt es für Deutschland nicht: eine Überprüfung von bestimmten Symptomen der Lyme-Borreliose. Mögen zwar viele Niederländer zur Diagnostik und Behandlung einer Lyme-Borreliose nach Deutschland reisen, so ist ihr National Institute for Public Health and Envirement (vergleichbar mit dem Robert Koch-Institut) doch wesentlich aufmerksamer für Lyme-Borreliose. Vor allem wird öffentlich dokumentiert, dass sich die Anzahl der Patienten mit einem Zeckenstich und folgender Wanderröte zwischen 1994 und 2009 signifikant erhöht habe.

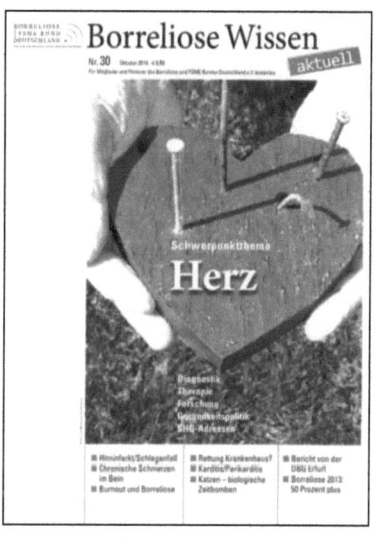

In einer im September 2015 veröffentlichten Studie berichten die niederländischen Wissenschaftler Hofhuis, Arend, Davids, Tukkie und van Pelt nun über eine Befragung niederländischer Ärzte nach dem Symptom einer Herzentzündung (Lyme Karditis) als Folge eines Zeckenstichs, bestätigt durch eine Wanderröte. Die habe sich für die Jahre 2009 und 2010 bei 0,2 Prozent der Patienten gezeigt. Obwohl Lyme Karditis als seltene Manifestation einer Borreliose gilt, sollen die Ärzte diese Diagnose nicht aus den Augen verlieren, vor allem in Ländern mit größerer Häufigkeit einer Lyme-Borreliose. Quelle: Net Heart J DO1 10.1007/s12471-015-0744-z

Nun ist Lyme Karditis aber nur eine von mehreren Herzbeteiligungen, die sich durch eine Lyme-Borreliose ergeben können. Wie Prof. Wilhelm Haverkamp, Charité Berlin, in einem Bericht in Borreliose Wissen Nr. 30 erläutert, kann eine Lyme-Borreliose grundsätzlich alle Herzanteile betreffen, unter anderem das Reizleitungssystem, den Sinus- und AV-Knoten, den

Diagnostik

Herzmuskel, die Herzklappen und die epikardialen Herzkrankgefäße. Die daraus resultierende Gewebeschädigung wird auf eine direkte Einwanderung von Spirochäten in die Gewebe, auf eine infektionsbedingte Entzündungsreaktion und auf autoimmunologische Mechanismen zurück geführt.

Dr. Tom Laser, Bad Griesbach, Facharzt für Orthopädie, sieht bei mehr als 50 Prozent der Borreliose-Patienten unklare Herzbeschwerden, Rhythmusstörungen und Herzbeklemmung, ebenso mit Belastungsdyspnoe (Atemnot). Hans-Peter Gabel, mit Borreliose erfahrener Arzt aus Wolfenbüttel, glaubt gar an fast 100 Prozent Herzbeteiligungen bei Borreliose-Patienten. Quelle: www.borreliose-bund.de, BORRELIOSE WISSEN Nr. 30, Schwerpunkt Herz.

Wie mag es zu diesen Diskrepanzen zwischen der niederländischen Beobachtung und Aussagen deutscher Ärzte kommen? Das Literaturverzeichnis der niederländischen Arbeit gibt da Aufschluss. Acht der 17 Literaturquellen stammen aus den Jahren 1987 bis 1999; unter anderem auch die Würzburger Studie von Huppertz et al aus 1999, die immer wieder bei Gutachten und bei den AWMF-Leitlinien zitiert wird. Dass damals noch gar nicht bekannt war, dass eine Lyme-Borreliose auch ohne Wanderröte von statten gehen kann – dass dies sogar bei bis zur Hälfte aller Infizierten so sein kann – wird noch heute ignoriert.

Diagnostik

Selten oder nicht selten?

Ist das eine Strategie?

Manchmal braucht man Schlupflöcher, um in den Focus medizinischen Interesses zu gelangen. Im Herbst dieses Jahres tagten die Mitglieder der Deutschen Gesellschaft für Innere Medizin (DGIM) in Wiesbaden. Sie wollen sich stärker um die „Seltenen Krankheiten" kümmern. Davon gibt es schon jetzt mehr als 7000 verschiedene. Anlass des Ärzte-Symposiums war der Zuzug von Migranten mit Erkrankungen, die deutschen Ärzten noch unbekannt sind.

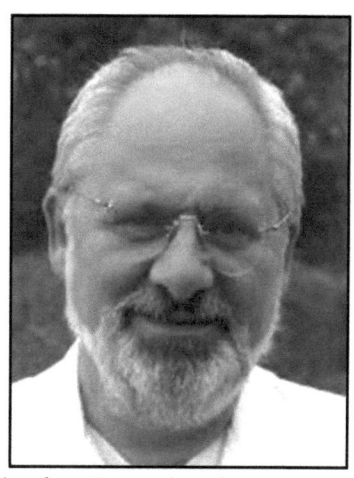

In jenem Katalog der seltenen Erkrankungen (www.orpha.net) befindet sich – durch wen auch immer absichtlich oder aus Unkenntnis fehlgeleitet – auch die Lyme-Borreliose. Sie wird dort klassifiziert nach „seltenen neurologischen" sowie „seltenen infektiösen" Krankheiten. Anlässlich der Pressekonferenz zum Thema konfrontierten wir das Podium mit der Frage: Wie kann eine Erkrankung selten sein, wenn alleine im Jahr 2008 mehr als 800.000 Diagnosen allein bei den Gesetzlichen Krankenkassen abgerechnet wurde? Die Beschwichtigung kam ausgerechnet von Prof. Jürgen Schäfer, auch deutscher Dr. House genannt, der die Tücken der Borreliose-Diagnose in einem Buch dargelegt hat. „Seien Sie froh", so Schäfer, „auf diese Weise wird Borreliose nicht übersehen, wenn man nach unerklärlichen Symptomen sucht".

Zugegeben, das ist ein bisher neuer Ansatz. Mehrfach hatte sich die Patientenorganisation BFBD gegen die Klassifizierung „Selten" gewehrt. Auch die Ankündigung von Prof. Gerd Hasenfuß, DGIM-Vorsitzender und Direktor des Herzzentrums an der Uni Göttingen, birgt Lichtblicke. Es geht um ein geplantes

Diagnostik

computergestütztes Diagnose-System auf wissenschaftlicher Basis, wie es vereinzelt und für den Laien schon existiert. Man gibt Symptome ein und erhält Diagnosen. Schäfer: „Die Erforschung seltener Krankheiten hat eine enorme Bedeutung für das Verständnis und die Behandlung häufig auftretender Krankheitsbilder. Denn das daraus gewonnene Wissen gelte oft für verschiedenste grundlegende körperliche Vorgänge. Diese zu verstehen, könne sich nicht nur für die Behandlung einzelner Patienten, sondern auch für viele sogenannte Volkskrankheiten lohnen.

MRT bei Neuroborreliose

Stellenwert und Möglichkeiten der Abgrenzung zur Multiplen Sklerose (MS)

Von Martin Schmidtchen

Einleitung.

Ein wesentliches Problem bei der Differenzierung zwischen der Multiplen Sklerose (MS) und der Neuroborreliose liegt darin, dass es für beide Erkrankungen keinen positiven Krankheitsmarker gibt. Dies bedeutet insbesondere, dass derzeit noch kein Laborparameter zur Verfügung steht, der als sicherer Indikator für die jeweilige Erkrankung dienen könnte.

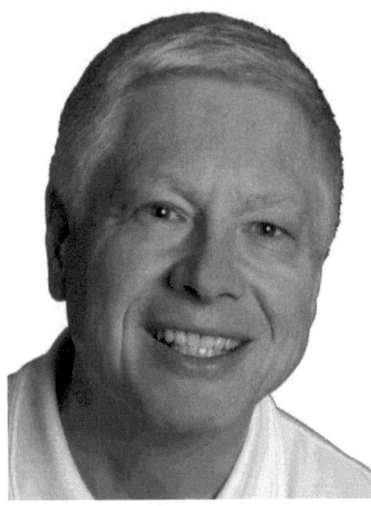

Die klinische Erfahrung zeigt, dass bei vielen Patienten mit Neuroborreliose nach Durchführung einer Magnetresonanztomographie (MRT) zunächst die Verdachtsdiagnose einer MS gestellt wird. Tatsächlich zeigen beide Erkrankungen im Zentralnervensystem (ZNS) ähnliche krankhafte Veränderungen. Chronische oder in Schüben verlaufende Entzün-

Diagnostik

dungsvorgänge führen hier insbesondere zu Demyelinisierungen (Entmarkungen) oder Degeneration der Axone (Nervenfasern).

Die Diagnose einer MS setzt aber voraus, dass vorher andere Erkrankungen mit ähnlichem Erscheinungsbild sicher ausgeschlossen werden. In einer Studie mit Nachuntersuchung von 281 Patienten mit vermeintlicher, wahrscheinlicher oder möglicherweise vorliegender MS konnte die Diagnose der MS nur in 33 Prozent bestätigt werden.

Durch die vorzeitige oder falsche Diagnose einer MS besteht somit die Gefahr, dass die tatsächlich beim Patienten vorliegende Erkrankung, zum Beispiel eine Neuroborreliose, nicht erkannt und falsch behandelt wird.

In der Schnittbilddiagnostik steht sowohl bei der MS als auch bei der Neuroborreliose die MRT im Vordergrund. Die Aussage der Computertomographie (CT) ist wegen der schlechteren Detektion von Veränderungen in der weißen Substanz (Marklager) des Gehirns eingeschränkt. Dieses Verfahren wird allenfalls bei Patienten mit Kontraindikationen für die MRT angewendet; allerdings mit eingeschränkter Aussagekraft.

Anhand von Fallbeispielen sollen hier die Möglichkeiten der MRT bei der Differenzialdiagnose MS/ Neuroborreliose aufgezeigt und diskutiert werden. Vorher ist jedoch eine Beschäftigung mit den Charakteristika der beiden Krankheitsbilder unerlässlich.

Neuroborreliose

Die Borreliose ist eine entzündliche Multisystemerkrankung, die in Mitteleuropa vorwiegend durch die Schildzecke Ixodes ricinus (Holzbock) übertragen wird. Der Krankheitserreger, ein Bakterium namens Borrelia burgdorferi sensu lato, zeigt eine Affinität für Zellen des Nervengewebes (vor allem die Hirnhäute und die Nervenwurzeln, weniger das Rückenmark und das Hirngewebe) sowie für das Bindegewebe. Bei etwa 2 bis 3 Prozent der Erstinfektionen kommt es in der subakuten Phase der Erkrankung etwa vier bis sechs Wochen nach dem Zeckenstich (Stadium 2) zu

Diagnostik

einer disseminierten Infektion, die vor allem auch die Haut und das Herz befällt, aber auch zu neurologischen Manifestationen führt. Klinisch treten hierbei vor allem Symptome einer Nervenwurzelentzündung (Radikulitis) auf.

Charakteristisch sind segmentale Schmerzen, die sich nachts verstärken, mit oft wechselnder Lokalisation, häufig auch zuerst dort auftretend, wo primär der Zeckens oder die Hauterscheinungen beobachtet wurden. Die Schmerzen sprechen oft schlecht auf die üblichen Schmerzmittel an. Etwa 75 Prozent der Patienten entwickeln neurologische Ausfälle, wobei Lähmungen häufiger sind als Sensibilitätsstörungen. Mit Ausnahme des Riechnervens (N. olfactorius) können alle Hirnnerven beteiligt sein. Besonders häufig ist ein Befall des N.facialis (Gesichtsnerv) oft auch doppelseitig. Eine Hirnhautentzündung (lymphozytäre Meningitis) kommt in diesem Stadium der Erkrankung insbesondere bei Kindern vor.

Im chronischen Stadium der Borreliose treten Monate bis Jahre nach dem Stich neben Hauterscheinungen (sogenannte Acrodermatitis chronica atrophicans) und Gelenkbeteiligungen (sogenannte Lyme Arthritis) ebenfalls neurologische Manifestationen auf. Die neurologischen Symptome entwickeln sich hier schleichend über Monate bis Jahre. Im Vordergrund steht hier eine Entzündung von Hirn- und /oder Rückenmarksgewebe (Encephalomyelitis) mit spastisch-ataktischen Gang- und Blasenstörungen. Schmerzen sind im Gegensatz zur Neuroborreliose im früheren Stadium selten.

Die Diagnose einer Neuroborreliose wird in der Regel aus der Kombination der klinischen Symptomatik, dem Liquorbefund und dem Nachweis einer intrathekalen Borrelien-spezifischen Antikörperproduktion gestellt.

Die Neuroborreliose im Stadium II entwickelt sich meistens wie die MS innerhalb von Tagen.

Durch Klinik und Nervenwasserbefund ist hier meistens eine Differenzialdiagnose relativ unschwer möglich. Eine Unter-

Diagnostik

scheidung zwischen beiden Erkrankungen kann aber im Stadium III der Neuroborreliose problematisch sein.

1. Klinische Differenzialdiagnose (DD) Neuroborreliose / MS

Bei der Differenzialdiagnose der MS zur Neuroborreliose im Stadium III ist die Kenntnis von Struktur und Verlauf beider Erkrankungen wichtig, womit sich Berghoff (2, 3) in einer Übersichtsarbeit auseinander gesetzt hat. Bei der Borreliose handelt es sich um eine Multisystemerkrankung, so dass im Gegensatz zur MS die neurologischen Manifestationen fast immer von Krankheitssymptomen anderer Organe begleitet werden. Auch sind Symptome von peripheren oder Hirnnerven mit Ausnahme der Entzündung des Sehnervens bei der MS kaum anzutreffen. Für die typischerweise in Schüben auftretende MS ist charakteristisch, dass ein neuer Schub der Erkrankung sich klinisch ähnlich manifestiert wie der vorausgehende.

Ein gleichmäßiges Fortschreiten der Erkrankung, Auftreten von neurologischen Störungen vor dem 10. und nach dem 50. Lebensjahr sowie Krankheitssymptome, die durch den Befall der Hirnrinde bedingt sind , sind für die MS eher untypisch.

Das Krankheitsbild der Neuroborreliose entwickelt sich wesentlich langsamer als das der MS über Wochen und Monate. Die Erkrankung zeigt einen eher fluktuierenden Verlauf mit langsamer Progredienz der Krankheitserscheinungen. Für die MS sind hingegen Schübe und Remissionen mit weitgehender Beschwerdefreiheit charakteristisch. Meistens werden junge, zuvor völlige gesunde Menschen akut befallen.

Die Diagnose der MS wird nach internationalem Konsens anhand der jeweils gültigen McDonald- Kriterien (Tabelle 1) gestellt. Diese stützen sich vor allem auf die klinische Manifestation und den MRT-Befund. Der Liquorbefund gehört heute nicht mehr zu den Mc Donald- Kriterien und ist in der DD der beiden Erkrankungen nicht immer hilfreich.

Diagnostik

Ein weiterer Punkt zur Differenzierung zwischen MS und Neuroborreliose kann der Erfolg einer eingesetzten Therapie sein. Werden Corticoide bei einer falsch positiven Diagnose einer MS eingesetzt, kann es bei einer tatsächlich vorhandenen Neuroborreliose zu einer Verschlechterung der klinischen Symptomatik kommen. Insgesamt wird die MS auch nach Durchsicht der Literatur fälschlicherweise zu häufig diagnostiziert.

2. MS und Neuroborreliose im MRT

MRT-Befunde sind für die Einordnung der MS nach der McDonald-Klassifikation von großer Bedeutung (Tabelle 1). Die MS befällt im Bereich des Gehirnes insbesondere das periventrikuläre Marklager (also die weiße Substanz) und den sogenannten Balken beziehungsweise strahlt sie in den Balken ein. Ein Befall der tieferen Hirnabschnitte, zum Beispiel des Kleinhirns, kommt nur in etwa zehn Prozent der Fälle vor. Charakteristisch ist eine, beide Hirnhälften betreffende, asymmetrische Verteilung der Läsionen. Veränderungen im Rückenmark sind oft exzentrisch gelegen.

Morphologische Charakteristika der MS

Häufig sind querovaläre beziehungsweise rundliche Veränderungen in Nachbarschaft zu den Nervenwasserkammern und dem Balken im Marklager zu finden, die in den T2-gewichteten MRT-Bildern hell, also hyperintens imponieren. Sie dehnen sich entlang von venösen Hirngefäßen fingerförmig vom Balken in das Marklager aus. In den seitlichen (sagittalen) MR-Projektionen ergibt sich ein hahnenkammartiger Aspekt. Vereinzelt sind die Läsionen auch schießscheibenartig konfiguriert.

Im Verlauf können die Veränderungen konfluieren (zusammenfließen). In den Spätstadien der Erkrankung kommt es zu einer Verminderung (Atrophie) der grauen und weißen Substanz des Gehirns. Die Atrophie der grauen Substanz korreliert dabei mit dem Ausmaß der Behinderung.

Diagnostik

Selten kann die MS im MRT ein tumorähnliches Bild bieten. Veränderungen im Bereich des Wirbelkanales führen nur zu einer geringen oder keiner Anschwellung des Rückenmarkes. Sie sind in der Regel gut abgrenzbar und in der T2-gewichteten MR-Sequenz hell. Die Läsionen sollten nach den McDonald-Kriterien mindestens drei Millimeter groß sein und in der Längsausdehnung maximal zwei Wirbelkörpersegmente einnehmen.

Die Neuroborreliose im Stadium II zeigt als häufigste Manifestation eine Myelitis (Entzündung des Rückenmarks) mit Beteiligung der Hirnnerven. 60 Prozent der Patienten mit einer Myelitis weisen auch eine Enzephalitis auf, also eine Entzündung des Gehirnes. Weiterhin findet sich in dieser Phase der Erkrankung öfters eine Entzündung der Hirngefäße (Vaskulitis). Diese kann sowohl zu Durchblutungsstörungen (Ischämien) als auch zu Einblutungen sowohl in das Gehirn als die Nervenwasserräume führen.

Im Stadium III der Neuroborreliose steht als typische Manifestation eine Entzündung von Hirn und Rückenmark (Encephalomyelitis) im Vordergrund.

Das MRT des Gehirns bei der Neuroborreliose ist in mehr als 50 Prozent unauffällig. Falls positive Befunde auftreten, lassen sich diese insbesondere im Marklager, dem Hirnstamm, den Hirnnerven und in den Hirnhäuten (Meningen) nachweisen. Die Marklagerläsionen stellen sich in der T2-gewichteten Sequenz hell dar. Sie sind zum Teil herdförmig, können auch konfluieren und bei längerem Befall des Gehirnes zur Atrophie führen. Vereinzelt reichern sie auch Kontrastmittel an. Die Marklagerveränderungen bei der Neuroborreliose sind häufig unspezifisch und insbesondere gegen die MS und Durchblutungsstörungen (mikrovaskuläre Encephalopathie) abzugrenzen.

Bei Beteiligung der Hirnhäute und –nerven reichern diese deutlich Kontrastmittel an. Der Befall dieser Strukturen ist bei der MS sehr selten.

Diagnostik

Die Zeichen der Vaskulitis im Rahmen der Neuroborreliose sind unspezifisch und erlauben keine Abgrenzung von anderen Erkrankungen mit Vaskulitis. Einen charakteristischen MRT-Befund der Neuroborreliose gibt es somit nicht. Die Diagnose der Erkrankung wird zumeist aus der Synopsis der klinischen Befunde, des MRT-Befundes und der Liquorveränderungen (erhöhter Liquor-Serum-Antikörper-Index und Pleozytose) gestellt

3. Fallbeispiele.

Patient 1: 50 Jahre alte Patientin, 2004 protrahierter (verzögerter) Verlauf einer kutanen Borreliose, gesicherte Diagnose einer Neuroborreliose. Im MRT des Schädels im Marklager signalintensive Läsionen bis zu 1,2 cm und glattberandet. Sie sind nicht in Balkennähe angeordnet und für eine MS eher untypisch subkortikal (hirnrindennah), sowie im Schläfenlappen lokalisiert. Der Befund entspricht einer fokalen Encephalitis im Residualstadium. Im MRT der Halswirbelsäule (HWS) ventral und zentral im Rückenmark in Höhe des 4. Halswirbelkörpers signalintensive Veränderungen ohne Kontrastmittelanreicherung. Der Befund entspricht einem Residuum (etwas Zurückgebliebenes) nach Rückenmarksentzündung.

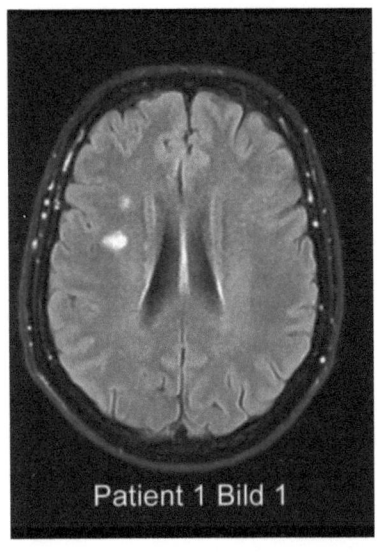
Patient 1 Bild 1

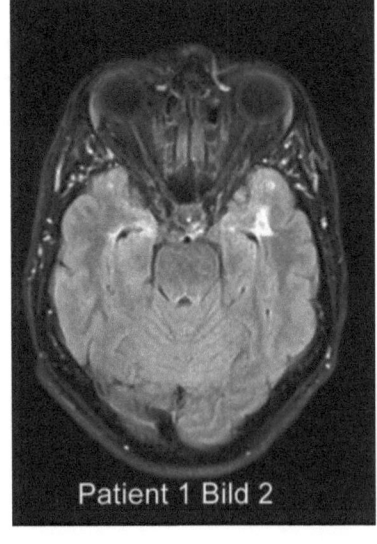
Patient 1 Bild 2

Diagnostik

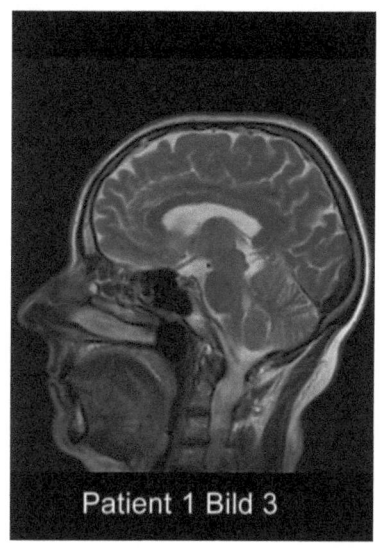
Patient 1 Bild 3

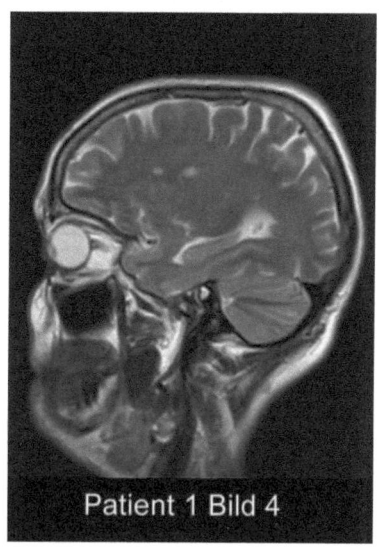
Patient 1 Bild 4

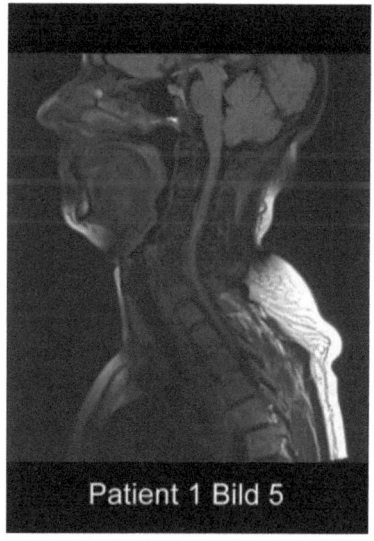
Patient 1 Bild 5

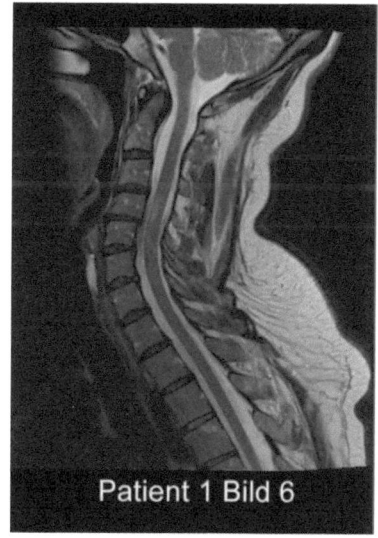
Patient 1 Bild 6

Diagnostik

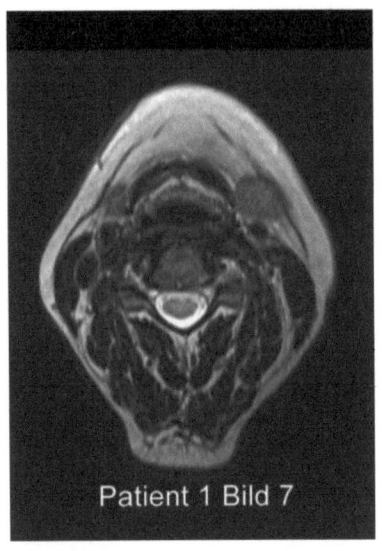

Patient 1 Bild 7

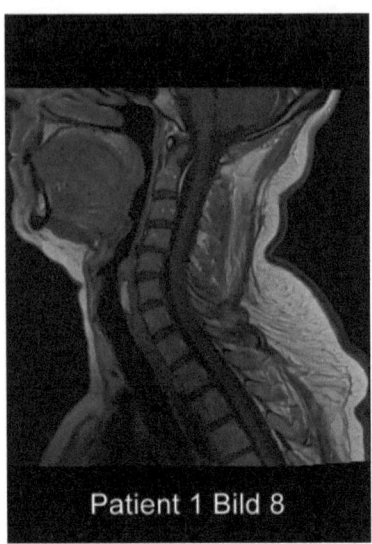

Patient 1 Bild 8

Patient 2:

28 Jahre alte Patientin, klinisch und laborchemisch keine sichere DD zwischen Neuroborreliose und MS möglich. Klinisch stehen Parästhesien (Missempfindungen) im Vordergrund. Im MRT des Schädels unspezifische signalintensive Läsionen im Marklager rechts stärker als links. Keine Balkenbeteiligung. Keine Herde in der Hirnrinde oder darunter.

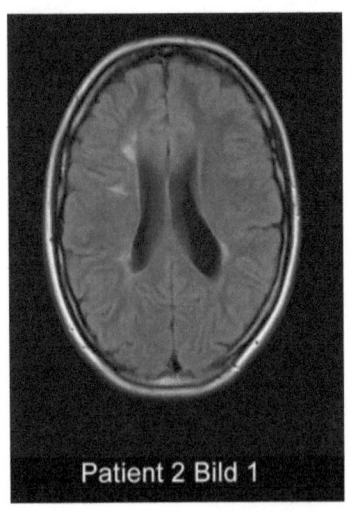

Patient 2 Bild 1

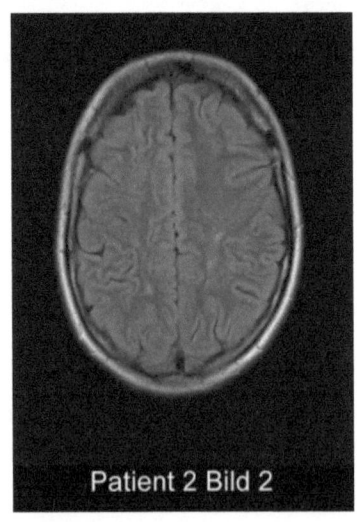

Patient 2 Bild 2

Diagnostik

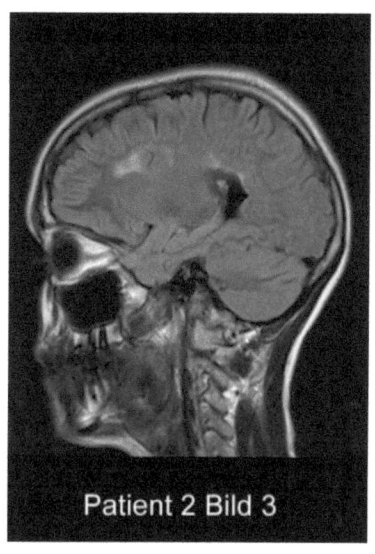
Patient 2 Bild 3

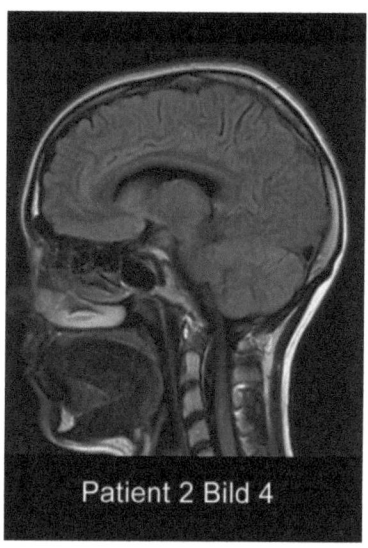
Patient 2 Bild 4

Patient 3:

37 Jahre alte Patientin, gesicherte MS, schubweiser Verlauf. Im MRT des Schädels zahlreiche signalintensive Herde im Marklager mit typischem Hahnenkammmuster. Ein Herd rechts an der Nervenwasserkammer zeigt nach Kontrastmittelgabe eine schießscheibenförmige Anreicherung als Zeichen der Aktivität der Erkrankung.

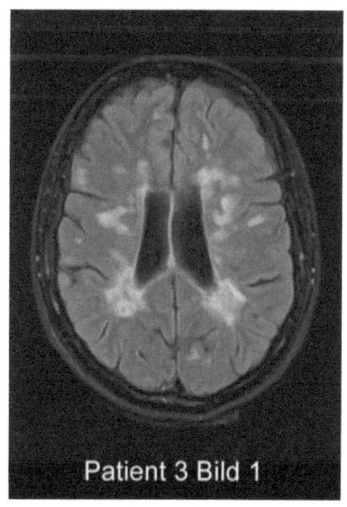
Patient 3 Bild 1

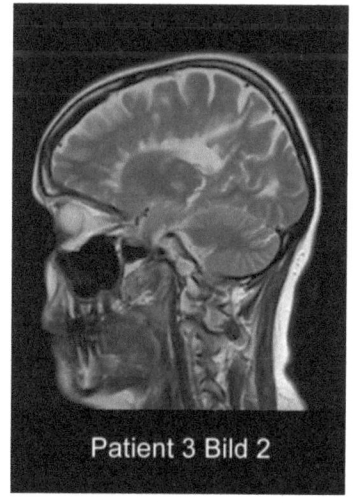
Patient 3 Bild 2

Diagnostik

Im MRT der HWS Herde in Höhe des 2. Halswirbelkörpers und in Höhe der Bandscheibe zwischen dem 3. und 4. Halswirbelkörper im Markraum.

4. Zusammenfassung

Mit der MRT können Zeichen der Neuroborreliose nachgewiesen werden. Pathognomische, das heißt für diese Erkrankung charakteristische Befunde, gibt es jedoch nicht. Insbesondere ist auch mit der MRT eine sichere Abgrenzung der Neuroborreliose im Spätstadium (III) zur MS nicht möglich. Eine voreilige Stigmatisierung eines Patienten mit einer vermeintlichen Diagnose MS kann jedoch die Behandlung der tatsächlichen Erkrankung, die insbesondere auch eine Neuroborreliose sein kann, verhindern.

Was kann der Radiologe nun tun, um nicht bei einem Patienten mit Neuroborreliose die Fehldiagnose einer MS zu stellen?

1. Es ist eine genaue Kenntnis der geschilderten Verläufe beider Krankheitsbilder notwendig.
2. Das Stellen der Diagnose MS setzt die Anwendung der Mc Donald Kriterien in der jeweils aktuellen Fassung voraus.
3. Auch der Radiologe sollte bei dem Patienten eine Erhebung der Krankheitsgeschichte vornehmen, wobei besonderen Wert auf die Expositionsanamnese (Zeckenstich) und Krankheitsverlauf und -symptome gelegt werden sollte.
4. Insbesondere bei folgenden drei Befunden im MRT sollte die Diagnose MS in Zweifel gezogen werden und an die Differenzialdiagnose Neuroborreliose gedacht werden :
    - Entmarkungsherde rindennah beziehungsweise balkenfern
    - Kontrastmittelanreicherung der Hirnhäute
    - Kontrastmittelanreicherung in anderen Hirnnerven als dem Sehnerven insbesondere im N.facialis (oft auch beidseitig)

Diagnostik

Literatur :
1. Bautsch,W.; Eiffert,H. :
Borreliose . Niedersächsisches Ärzteblatt 8 (2015) 8 – 10
2. Berghoff, W. :
Symptomatik der Lyme-Borreliose (LB) und der Lyme-Neuroborreliose (LNB). www.praxis-berghoff.de
3. Berghoff, W.:
Differenzialdiagnose Multiple Sklerose (MS) / Lyme-Neuroborreliose (LNB), www.praxis-berghoff.de
4. Kaiser, R.:
Neuroborreliose und Frühsommer-Meningoenzephalitis – Gemeinsamkeiten und Unterschiede. Fortschr. Neurol. Psychiat 73,750 – 764 (2005)
5. Linn, J.;Wiesmann, M.; Brückmann, H. :
Atlas Klinische Neuroradiologie des Gehirnes.
Neuroborreliose 347 – 350
Springer (2011)
6. Linn, J.;Wiesmann, M.; Brückmann, H :
Atlas Klinische Neuroradiologie des Gehirnes.
MS 376 – 382
Springer (2011)
7. Nau, R.;Christen, H.-J.;Eiffert, H.:
Lyme-Borreliose –aktueller Kenntnisstand.
Deutsches Ärzteblatt 106,5 72-81 (2009)
8. S1 Leitlinie AMWF-Register-Nr.: 030/071:
Neuroborreliose
Leitlinien der Deutschen Gesellschaft für Neurologie
09/2012
9. Triulzi, F.; Scotti, G.:
Differential diagnosis of multiple sclerosis:
Contribution of magnetic resonance techniques.
J. Neurol. Neurosurg. Psychiatry
Supp1: 6-14 (1998)

Diagnostik

Tabelle 1 :

McDonald-Kriterien bei MS
(modifiziert nach Linn, Wiesmann und Brückmann)
= **Schub:** Symptome von mindestens 24 Stunden Dauer
= **Räumliche Dissemination**
    MS- typische Symptome, die auf zwei räumlich getrennte Läsionen hinweisen
    MRT- Befund (3 von 4 Kriterien, Läsion größer/gleich 3 mm)
    Kriterien:
    1 Läsion mit Kontrastmittel (KM) oder 9 Läsionen ohne KM
    Mindestens 1 Läsion hintere Schädelgrube
    Mindestens 1 Läsion rindennah
    Mindestens 3 Läsionen in Umgebung Nervenwasserkammern
    Spinale Läsionen:
    1 spinale Läsion = 1 Läsion hintere Schädelgrube
    1 KM aufnehmende Läsion kann doppelt gezählt werden
    Oder 2 oder mehr MS-typische Läsionen im MRT plus Liquor positiv
= **Zeitliche Dissemation** (1 Kriterium ausreichend)
    MRT-Befund:
    Kriterien:
    Weitere nicht für erste klinische Symptomatik verantwortliche Läsion mit
    KM später als 3 Monate nach erster Läsion
    Neue Läsion mindestens 30 Tage nach ersten klinischen Ereignis.
    Neuer klinischer Schub

Anschrift des Verfassers: Dr.med. Martin Schmidtchen, Radiologie Zentrum Nordharz, Kösliner Str. 12
38642 Goslar

Therapie

Therapieblockade Übersäuerung
Von Monika Frielinghaus

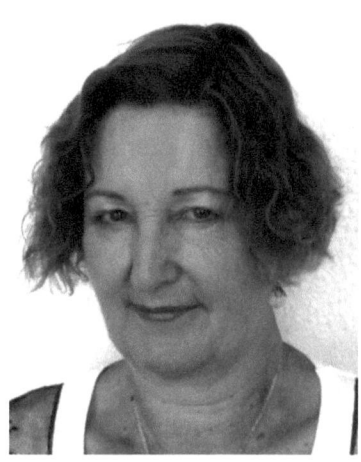

Wer sich mit dem Säure-Basen-Gleichgewicht beschäftigt, meint nach der Lektüre eines entsprechenden Buches, es würde ausreichen, täglich etwas Natron und/oder ein Basenpräparat einzunehmen, um einer allgemeinen Übersäuerung gegenzusteuern. Doch ist das leider nicht so; es gehören zusätzlich einige andere Punkte dazu.

Typisch ist, dass einer Patientin beim Umweltmediziner Blut abgenommen wird, und es heißt: „Oh, Sie trinken zu wenig...Ihr Blut ist ganz dunkelrot und dickflüssig!" Die Patientin äußert daraufhin, sie habe schon zum Frühstück beziehungsweise danach mindestens einen halben Liter Wasser getrunken. Was passiert, dass eine neutrale Flüssigkeit wie Wasser nicht richtig vom Körper aufgenommen wird? Und könnte es sein, dass auch andere Stoffe nicht unbedingt dort ankommen, wo sie ankommen sollen, nämlich in der Zelle?

Wir bestehen zu 70 bis 80 Prozent aus Wasser, und - was immer wir einnehmen – es bedarf des „carriers" Blut beziehungsweise Körperflüssigkeiten (Lymphe), um hin- oder wegtransportiert zu werden. Wir alle wähnen uns mit ausreichend Wasser und viel Obst und Gemüse sowie Salat, hin und wieder etwas Fisch oder Fleisch (bitte nur Bio) energetisch gut versorgt. Warum dann das zähflüssige Blut, welches auf die sogenannte Geldrollenbildung hinweist?

Schon vor Jahren hat man bei „Jugend forscht" herausgefunden, dass Frequenzen (Mobilfunk, DECT-Telefone) die sogenannte Geldrollenbildung fördern, und das sieht dann so aus, dass sich

Therapie

die roten Blutkörperchen – Erythrozyten – zusammenballen. Man kann es auch eine extreme Überspannung nennen. Die inzwischen viel zu hohe elektrische Ladung des Blutes (Aschoff/Voll) begünstigt chronische Erkrankungen; denn das Verhältnis zwischen elektrischen und magnetischen Blutwerten sollte in etwa ausgewogen sein. Das wird aber durch die Geldrollenbildung verhindert.

Dann kommt noch hinzu, dass die meisten Menschen heute durch die vielen Umweltgifte das „Leaky Gut Syndrom" (löchriger Darm) haben, das heißt, dass ihre Schleimhäute geschädigt sind und Eiweiße ins Blut diffundieren können, wo sie nichts verloren haben. Dadurch kann es zu Nahrungsmittelunverträglichkeiten (keine Allergien) kommen. Auch Schwermetalle spielen eine große Rolle, die entweder durch Metalle in der Mundhöhle aufgenommen werden oder beispielsweise durch die Phosphatdüngung in der Landwirtschaft; es werden dabei große Mengen Uran freigesetzt.

Zusätzlich kommt noch die Aufnahme toxischer Substanzen durch das allerorten praktizierte „Geo-Engineering" (vorsätzliche und großräumige Eingriffe mit technischen Mitteln in geo- und bio-chemische Kreisläufe der Erde) hinzu, welches vor allem Aluminiumverbindungen, Bariumsalze sowie Polymerfäden freisetzt. Neue Krankheitsbilder wie Morgellons sind wahrscheinlich darauf zurückzuführen.

Wir haben also gerade heute vielfältige Schwierigkeiten, die noch verbliebenen Nährstoffe dementsprechend nutzen zu können und auch Schadstoffe auszuscheiden. Dies ist vor allem durch die genetischen Besonderheiten jedes Einzelnen bedingt, die ererbt und/oder erworben sein können. Man nennt dies genetische Polymorphismen.

Es gibt allerdings Möglichkeiten, einige dieser Hindernisse zu umgehen:

1. Man kann sich mit Bioresonanzgeräten beziehungsweise Radionikgeräten von den Frequenzen abkoppeln dies ist

Therapie

anschließend mit der Dunkelfeldmikroskopie zu überprüfen.

2. Es gibt Schleimhauttherapeutika (Smybioflor/Synerga, Colibiogen) sowie auch den Expositionsstopp: Überprüfung des Wohn- und Arbeitsumfeldes auf Wohngifte und Vermeidung der Auslöser.

3. Zahnherdsanierungen müssen unbedingt durchgeführt werden, weil sie Streuherde sind.

4. Leitungswasser ist zumeist durch die Rohrleitungen mit Metallen belastet – umso mehr, als es in aller Regel häufig im sauren PG-Bereich liegt; so dass Metalle angelöst werden können.

Ohne Berücksichtigungen dieser Punkte wird eine Verbesserung kaum möglich sein. Außerdem sollen noch die Zeolithe (Vulkanmineral) erwähnt werden, weil sie ganz wesentlich dazu beitragen können, den Magen-Darm-Bereich sowie die Leber von Giften und Radioaktivität zu entlasten.

Auch Parasiten und Pilze sind ein Thema, auf das Dr. Klinghardt in seinen aktuellen Beiträgen verweist. Ohne ein Angehen dieser Problematik ist an ein Behandeln der Ursachen nicht zu denken. Bei jedem Einzelfall ist jedoch abzuwägen, wie man am besten vorgehen sollte; die geschieht in der Art wie Schichten einer Zwiebel; die jeweils richtige Reihenfolge ist für Jeden verschieden, je nach Symptom und Umfeld.

Doch „Leaky Gut" und Pilze und Parasiten sowie die beschriebene Geldrollenbildung sind Faktoren, die eigentlich bei allen Menschen zu finden sind und daher damit in die allererste Betrachtung gehören, damit danach die Ursachen einer Behandlung zugeführt werden können.

Die Autorin ist Geschäftsführerin der VHUE e.V. (Verein zur Hilfe umweltbedingt Erkrankter.
www.umweltbedingterkrankter.de

Therapie

Die Selbstheilungskraft sind der Glaube und die Kraft Gottes in uns

Vorwort von Ute Fischer

Ich kenne Karl seit vielen Jahren, anfangs lange Zeit nur vom Telefon, maximal drei Mal im wirklichen Leben. Und trotzdem stand er mir immer nah, wenn es um die Unfassbarkeit ging, dass Menschen mit Borreliose trotz medizinischer Behandlung und aller Kunst der Ärzte nicht heil wurden. Zur Ausgabe „Selbstheilungskräfte" von BORRELIOSE WISSEN Nummer 32 war er einer der Ersten, die ich um redaktionelle Mitarbeit bat. Und Karl, der im Moment mit eigenen, medizinisch nicht lösbaren Problemen zu kämpfen hat, setzte sich sofort hin. Für Sie. Für Menschen, die an einer Kreuzung ihres Lebens stehen und selbst die Entscheidung herbeiführen müssen, in welche Richtung sie nun weitergehen.

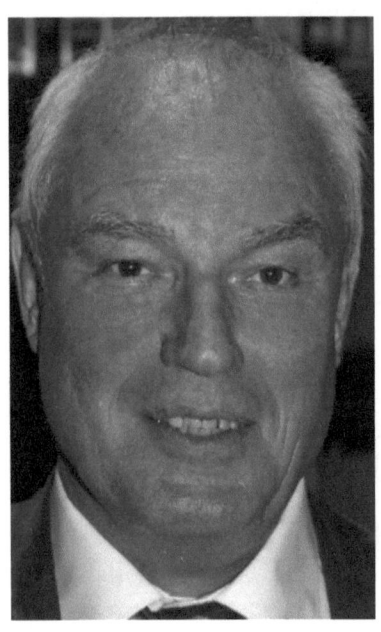

Karl ist weder Theologe noch Arzt. Fast 30 Jahre war er Leitender Angestellter einer Gesetzlichen Krankenversicherung, bis ihn die Borreliose einen Strich durch die berufliche Rechnung machte. Um wieder gesund zu werden, befasste er sich mit der Ursachenforschung, mit der ganzheitlichen Heilung und den Wirkungen des geistlichen Heilens, unter anderem bei Dietrich Klinghardt, den er als seinen kinesiologischen Lehrer bezeichnet. Eines meiner verblüffendsten Erlebnisse mit Karl war, als er mit mir am Telefon betete, damit meine brutalen Kopfschmerzen vergingen. Wie heißt es doch immer: Wer heilt, hat Recht.

Therapie

Noch ein Hinweis: Karl zitiert an vielen Stellen (kursiv) aus der Bibel. Wer eine besitzt, kann die Aufrichtigkeit seiner Argumente persönlich nachprüfen.

Von Karl Hüsing

Die Selbstheilungskraft sei die Fähigkeit des Körpers, sowohl äußere als auch innere Verletzungen oder Krankheiten selbst zu heilen, so steht´s bei Wikipedia. Was aber ist diese Fähigkeit? Sie ist das Zusammenfallen geistiger, seelischer und körperlicher Wirkungen des göttlichen Handelns, das als organisch erscheint, schreibt der Schweizer Arzt, Psychologe und Seelsorger Dr. Paul Tournier. Jeder Mensch besteht zugleich aus Geist (unsichtbarer Teil), Seele (Ausdruck durch Wille, Verstand, Gefühle) und Körper (sichtbar). Keiner kann ohne den anderen Teil. Der Körper befindet sich in einem ständigen Auf-, Abbau- und Zellerneuerungsprozess.

Gesundheit bedeutet ein harmonisches Zusammenwirken von Seele und Geist, die sich über einen vitalen Körper ausdrücken, dessen Organfunktionen in Ordnung sind. Die von Gott in der Bibel allen Menschen gegebenen Gebote und Regeln stellen die günstigsten Lebensbedingungen für die Gesundheit dar. Entsprechend meines Verhaltens kann ich auf sie schwächend oder stärkend Einfluss nehmen. Ist sie geschwächt, wirkt sich dies auf das Immun- und Krcislaufsystem und alle Körperfunktionen aus und zeigt sich als Einschränkung oder Krankheit an einem Körperteil oder Organ, das behandlungsbedürftig ist.

Therapeutisch erforderliche medizinische, psychologische und seelsorgerliche Behandlungen und Gespräche können zur Heilung beitragen und die Lebenskraft in ihren Funktionen unterstützen und stärken. Viele Funktionsstörungen und daraus resultierende Organerkrankungen sind die direkte Folge unerledigter Gewissensbisse und Selbstvorwürfe, wie es ihr plötzliches Verschwinden oder ihre Besserung nach erfolgtem Bekenntnis und Gebet bei einem Seelsorger oft beweist. Schlaflosigkeit, Zuckungen, heftiger und chronischer Kopfschmerz, durch Jahre andauernde Verdauungs- und Leberbeschwerden sieht man von

Therapie

einem Tag auf den anderen verschwinden, nachdem das Eingeständnis einer schuldhaften Liebe oder einer Lüge erfolgt ist. Dieses Eingeständnis bezeichne ich als Selbstheilungskraft. Es erfordert Kraft und Mut. Durch das Bekenntnis wird der seelische Heilungsprozess gefördert, der wiederum heilend auf den ganzen Organismus wirken und andere Heilungsmechanismen kraft Gottes innewohnendem Geist in Gang setzen kann. *„So wir unsere Sünden bekennen ist Gott treu und gerecht, dass er uns die Sünden vergibt und reinigt von allem Unrecht* (1. Joh. 1,9). Keiner kann die von Gott gegebene Geisteskraft und Lebenskraft ersetzen. Sie ist der innere Heiler.

Eine Krankheit kann ausgeheilt und nicht mehr behandlungsbedürftig sein. Aber ein Defekt ist zurückgeblieben. Der Mensch mit einem „kranken" Herzen befindet sich in größerer Gefahr, als jener, der nur einen kranken Körper hat. Die Heilung des Herzens, Sündenvergebung, hat bei Gott deutlichen Vorrang gegenüber der Heilung des Körpers. Für Gott ist viel wichtiger, dass wir uns an Jesus orientieren und ihn in unser Herz lassen, in dem wir ihn bitten, Regisseur unseres Lebens zu werden. Auch wenn Ihr Herz zerbrochen ist – vertrauen Sie. Er will Ihre Lebenskraft, Vitalität, natürliche Heilungsfunktionen, er will Sie wiederherstellen, er will heilen, egal in welchem Bereich Ihr Mangel ist, am Körper, an der Seele oder des Geistes.

Es gibt nicht verschiedene „Selbstheilungs"-Kräfte, es ist SEIN GEIST, der in allem alles wirkt, 1. Kor 12,11. Jedes Organ hat seinen eigenen Mechanismus zur Heilung bekommen, der eng mit der Lebenskraft verbunden ist. Dazu gehören unterstützend auch menschliche Heilmittel, die Gott aus der Erde hervorbringt, der Einsichtige verschmähe sie nicht. Durch Mittel beruhigt der Arzt den Schmerz, ebenso bereitet der Salbenmischer die Arznei.

„Weder Kraut noch Wundpflaster machte sie gesund, sondern dein Wort Herr, das alles heilt", so schrieb Salomo im Buch der Weisheit (Die Bibel, Einheitsübersetzung). Um dies zu verstehen, müssen wir uns mit dem Wort Gottes in der Bibel auseinandersetzen.

Therapie

Die Bibel ist für mich das Heilungshandbuch, Gottes Wort, *das ER zur Heilung der Kranken sandte (Ps 107,20)*, das uns Kraft zur Selbstheilung gibt.

Gehen wir an den Anfang der Menschheit zurück. *Gott schuf den Menschen (1. Mose 5,2) als sein Abbild; als Abbild Gottes schuf er ihn. Als Mann und Frau schuf er sie… Gott sah alles an, was er gemacht hatte und entschied, dass es sehr gut war. Gott formte den Menschen aus Erde vom Ackerboden und blies in seine Nase den Lebensatem. So wurde der Mensch zu einem lebendigen Wesen.*

Der Lebensatem steht für Geist und Lebenskraft und etwas sehr gut beurteilen heißt, es sei ohne Makel. Hat etwas einen Makel, kann es nicht sehr gut sein. Daraus lässt sich schließen, dass Gott den Menschen gesund, ohne Krankheit schuf, gesund an Geist, Seele und Körper, vollständig mit einem weitgehend autonom funktionierenden Organsystem.

Heilung beginnt im Geist, wirkt auf die Seele und wird am Körper sichtbar

Dies schließt natürliche, autonome Funktionen zur Heilung ein. Unsere Geisteskraft ist eng mit dem Leben verbunden. Jesus sagte, *der Geist ist es, der lebendig macht, das Fleisch (allein) nützt nichts.* Ohne Geist kann der Körper nicht existieren. Er ist es, der am Ende den Körper wieder verlässt. Alle Körperfunktionen sind von ihm durchdrungen; dennoch unterliegen sie in ihren Funktionen äußeren und inneren Einflüssen, körperlicher, seelischer oder geistiger Art, positiv wie negativ, aufbauend, abbauend und erneuernd.

Der Geist des Menschen überwindet die Krankheit, doch einen zerschlagenen Geist, wer kann ihn aufrichten. Heilung beginnt im Geist, wirkt auf die Seele, bevor sie in der Regel am Körper sichtbar werden kann. Zur Selbstheilung ist „*ein fröhliches Herz die beste Medizin, ein verzweifelter Geist schwächt die (Lebens-)Kraft des Menschen.* Gott gab uns sein Wort, das Jesus mit seinen Worten und Taten zur Heilung bekräftigte. ER sagte: „*Wenn du auf die Stimme* (= das geschriebene Wort, eingefügt vom Autor) *des Herrn, deines Gottes*

Therapie

hörst und tust, was in seinen Augen gut ist, wenn du seinen Geboten gehorchst und auf alle seine Gesetze achtest, werde ich dir keine Krankheiten schicken, die ich den Ägyptern geschickt habe. Denn ich bin der Herr, dein Arzt.

Schicken bezieht sich hier nur auf die Krankheiten, unter denen die Ägypter gelitten hatten. In der Bibel steht seit der Ausweisung von Adam und Eva nach ihrem Sündenfall aus dem Paradies nirgendwo, dass der Mensch nicht krank werden kann. Wohl aber berichtet die Bibel im Alten und besonders im Neuen Testament von Krankheiten, wodurch sie entstehen und wie Krankheiten geheilt werden können. Jesus lehrte und tat es, kraft des durch ihn wirkenden Geistes Gottes und bestärkte den Glauben des Kranken: *„Dein Glaube hat dich geheilt, … dir geholfen, … dich gerettet … dich gesund gemacht.“*

Für die Heilung steht auch das allseits bekannte Wort „Medikament", das aus den griechischen Worten „medicare mentale" zusammengefügt ist. Es bedeutet nichts anderes als „Heilen durch den Geist". Es ist ein geistiges Mittel, keine Pille. Es ist die Geisteskraft Gottes, die im Glauben mitwirkt, wenn man sich danach ausstreckt.

Warum wirkt die natürliche Heilfunktion des Organismus manchmal nicht?

Kann es sein, dass wir in der Vergangenheit, wenn es um geistliche Dinge, *die Lebenskraft, Heilung und Gesundheit* (vom Verf. hinzugefügt) ging, falsch oder unvollständig informiert wurden. Meinen wir etwa, dass es normal ist, krank zu sein, weil heute viele Menschen krank sind. Hängt unsere Gesundheit davon ab, dass wir, so wird suggeriert, gewisse Selbstheilungskräfte mit Nahrungsergänzungsmitteln füttern sollen?

Am Anfang war der Mensch gesund, bis er begann sich über Gott zu erheben. Tun wir das in vielen Bereichen heute auch, spielen selbst Gott, rebellieren, meinen über alles rechten und richten und ohne IHN auskommen zu können? Aber gerade dadurch hatte ich mich selbst immer mehr von Gott entfernt.

Therapie

Als unser Schöpfer und wahrer Vater liebt ER jeden Menschen bedingungslos und bei Umkehr vergibt ER ihm. Ich suchte nicht ihn, wohl aber Heilung in Esoterik, Okkultismus und verstrickte mich während dem Heilpraktikerstudium. Das alles hat Gott nicht geschaffen. Die Verfehlungen ziehen Flüche (Sünden) nach sich, denen Krankheit oder Schlimmeres folgen kann. Das erfuhr ich am eigenen Körper. Allerdings muss es nicht einmal die eigene Sünde sein. Es kann ein Generationenfluch sein, der sich als Erbkrankheit zeigt, 2. Mose 34,7. Aber auch, dass *weder noch gesündigt wurde, sondern, dass die Werke Gottes an ihm offenbar würden, Joh. 9,3*.

In der Bibel steht geschrieben: *Dünke nicht, weise zu sein, sondern fürchte den Herrn und weiche vom Bösen, das wird deinem Leibe gesund sein und deine Beine erquicken. Der Herr hat die Erde durch Weisheit gegründet, lass sie nicht von deinen Augen weichen, so wirst du glückselig und klug werden und ist deiner Seele leben.* Begeistert man sich für etwas, wird im Gehirn ein besonderer Cocktail an neuroplastischen Botenstoffen ausgeschüttet. Und der wirkt lebendig machend wie Dünger auf die Nervenzellen und neuronalen Verknüpfungen des gesamten Organismus. Dies gilt im Positiven wie im Negativen. Entsprechend sind die Folgen.

Immer mehr Kranke trotz Selbstheilungskräfte?

Die medizinische Wissenschaft und Praxis ist mit ihren Fähigkeiten und Möglichkeiten sehr weit fortgeschritten. Trotzdem gibt es mehr kranke Menschen als je zuvor. Die Krankheiten nehmen in ihrer Verschiedenartigkeit zu und immer mehr können nicht wirksam behandelt werden. Wir müssen eingestehen: Kein Arzt, kein Therapeut, kein Heilpraktiker kann einen Menschen heilen. Heilung findet innen statt. Jeder Arzt kann nicht mehr tun, als die bestmöglichen Bedingungen zu schaffen, damit der innere Arzt (Geist) mit seinen Kräften in Tätigkeit treten kann. Der Arzt verbindet, Gott heilt.

Die meisten Menschen sind in einem Reparaturdenken gefangen und fragen nach entsprechenden Leistungen, statt Selbstverantwortung zu übernehmen, um aus dem Teufelskreis herauszu-

Therapie

kommen, der die Kosten des Gesundheitssystems steigert, nicht aber den Gesundheitszustand der Bevölkerung. Viele haben sich mit ihrem Zustand abgefunden und schlucken weiter. In Joh. 3,2 steht: *„Lieber Freund, ich wünsche dir in allem Wohlergehen und dass du gesund bist, wie es denn deiner Seele gut geht."* Ursprünglich gab es keine Krankheit. Es ist nicht Gott, der krank macht. Krankheit und Leid kamen erst durch den Fluch des Ungehorsams von Adam und Eva, durch Gewissensbisse, Minderwertigkeitskomplexe, Konzentrations- und Gedächtnisstörungen. Gott aber will heilen und sandte Jesus, um diesen Fluch wieder aufzuheben, *damit wir das Leben (die Lebenskraft) haben und es (sie) in Fülle haben. Der Dieb (Teufel) kommt, um (sie) zu stehlen..*

Blockade der Gesundung

Seelische Gründe, die medizinisch nicht behandelt und geheilt werden können, werden immer öfter als Krankheitsursachen angegeben. Kann die mir innewohnende Kraft zur Heilung und damit der natürliche autonome Heilungsmechanismus etwa abnehmen, sodass diese Ursachen im körperlichen Bereich auch als handfeste Krankheiten sichtbar werden können?

Haben viele Krankheiten vielleicht auch eine geistliche Ursache, der man bisher kaum Beachtung geschenkt hat und die Lebenskraft und ihre heilende Funktion beeinträchtigt? Meine eigenen Krankheiten samt Borreliose vor Jahren, so kann ich sagen, hatten auch einen seelisch-geistigen Hintergrund, der meine Lebenskraft und Immunität gegen Infektionskrankheiten geschwächt hatte. Es hat lange gedauert, bis ich es herausfand. Ich hatte mich von Gott entfernt, weil ich mich nicht an seine Regeln für ein gesundes Leben gehalten und wie alle Menschen gesündigt habe.

Ein übernatürliches Erlebnis führte mich zur Umkehr, um mich Jesus und seiner Lehre zuzuwenden und wieder in der Bibel zu lesen. So war das Positive, die glückliche Entdeckung, dass Gott heute noch heilen will und kann. Auch die negative Seite bekam ich bei Vorträgen und Gesprächen mit, dass vielen Menschen

Therapie

dieses kostbare Erbgut der Heilung größtenteils verlustig gegangen war.

Auch ich hatte es nicht gelernt, effektiv zu beten, schon gar nicht um Heilung. SEIN Wort, als geistige Nahrung, wurde mir nun zum „täglich Brot", insbesondere die Heilungslehre Jesus Christi im Neuen Testament. In Lk. 5,31 sagt Jesus, *„er sei gekommen, um die Sünder zur Umkehr zu rufen,* denn *nicht die Gesunden brauchen den Arzt, sondern die Kranken"*. Ich begann um Heilung zu beten und spürte nach und nach eine heilende Wirkung. Machte dies die Kraft zur Heilung in mir (Selbstheilungskraft) aus, weil ich mich wieder Gott näherte? Steht doch geschrieben, *„naht euch zu Gott, so naht er sich zu euch. Wenn ich meine Verfehlungen vor Gott eingestehe, wird er mich wieder aufrichten"*. Dieses von Gott her stammende Leben, strömt in dem Maß, als der Mensch bewusst oder unbewusst in der Gemeinschaft mit Gott steht. Es, ist ja ebenso seine physische Vitalität, seine seelische Energie für Kraft zur Heilung.

Der Arzt Paul Tournier und die Tragweite seelischer Konflikte

Unsere innere positive oder negative Einstellung zum Leben beeinflusst unsere Widerstandskraft gegenüber der Krankheit, so der Schweizer Arzt Dr. Paul Tournier (1898-1986) in seinem Buch Bibel+Medizin. Er war Pionier und Visionär eines integrativen Ansatzes für Medizin, Psychotherapie und Seelsorge. Er war ein moderner Arzt, der um die Tragweite seelischer Konflikte wusste und deshalb nicht nur die Krankheit, sondern den Kranken zu heilen bestrebt war. Seine persönlichen Erfahrungen waren:

1. Gesund ist, wer sein Leben gehorsam annimmt mit dem ganzen Auftrag, den ihm Gott damit erteilt. Die meisten Krankheiten bedeuten eine Flucht oder Auflehnung davor.

2. Jede Krankheit bietet die Möglichkeit einer Umkehr und Neuwerdung der Person. (Dr. med. Bovet zum Buch von Paul Tournier: *Krankheit und Lebensprobleme*, 1955, Schwabe Verlag Basel).

Therapie

So können wir uns vorstellen, dass die Zusicherung der Sündenvergebung die nachfolgende Heilung begünstigt hat. Ich nahm seelsorgerliche Hilfe in Anspruch, öffnete mein Herz, sprach mich über Probleme aus, bekannte meine Verfehlungen, ließ für mich beten und betete selbst. Ich betete besonders ausdauernd während meiner Borreliose-Erkrankung, wie bei der Einnahme eines „Medikaments" drei Mal täglich, ohne Unterlass und legte mir *„im Namen Jesus Christus"* selbst die Hände auf. Neun Monate lang. So heilte ich mich selbst. Und die Borreliose-Erkrankung, an der ich fast zwei Jahre gelitten hatte, kehrte nicht zurück.

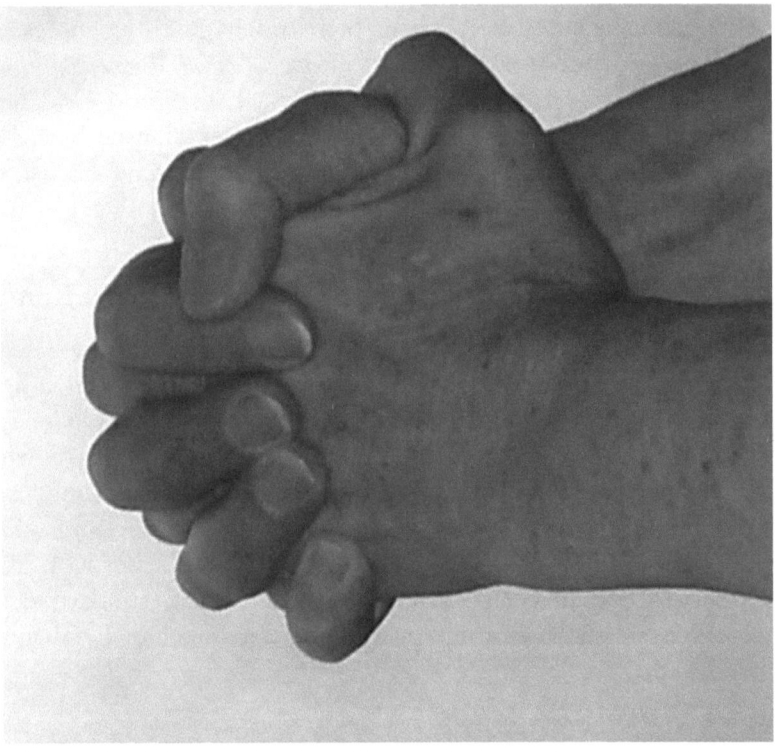

Also sollten wir tun zur Selbstheilung, wenn wir krank sind, dass wir Gläubige für uns *„im Namen Jesus Christus"* beten lassen und selbst auch. *Umkehr und das Gebet im Glauben an Gott wird den Kranken heilen, der Herr wird ihn aufrichten und Gott wird ihm die Sünden vergeben.* Dadurch erhielt ich übernatürlich Heilung von der

Therapie

Borreliose, ohne Antibiotika und andere Arzneien; ebenso heilten mein Mittelfußbruch links und drei Knieverletzungen nach Skiunfällen, ohne chirurgischen Eingriff und andere kleine Infektionskrankheiten wie Herpes, Erkältung oder Heilung von Wirbelsäulenschmerzen nach übernatürlichem Beinlängenausgleich. Meine Lebenskraft wurde durch Erneuerung meiner Gottesbeziehung gestärkt. Gott bessert und heilt heute noch durch seinen Geist, nicht durch eigene Selbstheilungskräfte.

Es gab aber dennoch die eine oder andere Grippe, die ich aushalten musste, weil ich mich übernommen hatte und zur Ruhe kommen sollte. So kann Gott Krankheiten auch gebrauchen. Bin ich deshalb nun ein Mensch, frei von Verfehlungen, was übersetzt Sünde bedeutet? Nein. Aber auch nicht mehr der, der ich vorher war. Ich glaube an Jesus Christus und kann Gott um Vergebung bitten und SEINE Vergebung im Glauben annehmen und mich dadurch immer mehr verändern. Gott liebt den Sünder, nicht die Sünde. Sie ist Ursprung eines anderen Geistes und kann verschiedene Ursachen haben, wie auch Krankheiten verschiedene Ursachen haben können.

„Die Gnade fließt aus der Seele in den Leib über", sagte Thomas von Aquino. Ohne dass die Vitalität, die natürliche Heilungskraft, je zum Maßstab des Glaubens werden dürfte, wird sie doch in einer großen Zahl von Fällen durch die Wiederherstellung einer positiven Beziehung zu Gott unzweifelhaft erhöht. Die Weisheit Salomos spricht davon mit den Worten: *„Mein Sohn, merke auf meine Worte…denn sie sind das Leben denen, die sie finden und gesund ihrem ganzen Leibe"* (Sprüche 4,20.22).

Der Arzt und seine Rolle

Es steht nicht geschrieben, dass wir ohne Arzt auskommen sollen. Jedoch sei der erste Weg im Gebet zu IHM: *„Mein Sohn, bei Krankheit säume nicht, bete zu Gott; denn er macht gesund … reinige dein Herz von allen Sünden (Bedingung)! Doch auch dem Arzt gewähre Zutritt. Er soll nicht fernbleiben; denn auch er ist notwendig, auch ihn hat Gott geschaffen. Umso besser, denn auch er betet zu Gott, dass die Untersuchung*

Therapie

gelinge und die Heilung zur Erhaltung des Lebens. Wer gegen seinen Schöpfer (Gott) sündigt, muss die Hilfe des Arztes in Anspruch nehmen".

Es konnte also die Folge von Verfehlungen sein, die letztlich unsere Kraft zur Selbstheilung, eben die natürlichen körperlichen Heilmechanismen, schwächen können. *Ich schäme mich des Evangeliums nicht: Es ist die Kraft Gottes, die jeden rettet (bedeutet auch heilen, kräftigen), der glaubt. Nur durch Glauben an Jesus Christus werden wir gerecht. Denen, die Gott lieben, dienen alle Dinge zum Besten.* Jesus Christus ist das wahre Haupt des ärztlichen Berufs, der jedem gottesfürchtigen Doktor zur Seite steht, der das Leben des Menschen bewahren möchte. ER ist der innere Heiler.

Die innere Realität – ungesundes Denken lässt die „inneren Kräfte zur Heilung" stocken

Ärzte, Psychologen und Seelsorger konzentrieren sich (deshalb) immer mehr auf die möglichen Zusammenhänge zwischen physischer Krankheit und seelisch-geistigen Problemen wie Bitterkeit, Zorn, Hass und Neid, Eifersucht, Unversöhnlichkeit, Hartherzigkeit, Selbstverdammnis, eben ungesunden Gedanken und Gefühlen. Sie vergiften das Leben von Menschen, „gehen ans Herz, schlagen auf den Magen, an die Nieren, auf die Leber, lassen den Schädel platzen, nehmen den Atem". Sie leben nicht mehr, wofür sie eigentlich geschaffen sind: zu lieben! Liebe ist das beste Heil- und Ergänzungsmittel. Es gehört mittlerweile zum Allgemeinwissen, dass wir anderen vergeben müssen, denn Unversöhnlichkeit zerfrisst schlussendlich die Gesundheit.

Oft gehen Arthritiden (Gelenkentzündungen) bei der Borreliose mit einher. Ein Bußgebet über mangelnde Vergebungsbereitschaft und Unversöhnlichkeit kann ein Wunder greifbar machen, wenn das Herz dieser Person dazu bereit ist. Es sind die größten Ursachen für Krankheiten und Gebrechen. Sie hindern „weltliche Selbstheilungskräfte" daran zu wirken, schwächen die Lebenskraft und zerfressen das Immunsystem. So betete bereits David im Psalm 31,10.11: *Herr sei mir gnädig, denn mir ist angst; vor Gram zerfallen mir Auge, Seele und Leib. In Kummer schwindet mein Leben dahin, meine Jahre verrinnen im Seufzen. Meine Kraft ist ermattet im*

Therapie

Elend (Sünde), meine Glieder sind zerfallen. Die Bilder in diesem Vers versinnbildlichen, dass Sünde sowohl emotionale und physische Stärke zerstört, wenn wir uns auf diese Weise von Gott entfernen.

Stress schwächt die Heilungsmechanismen

Die meisten Menschen wissen zwar ihren Arzt zu schätzen, unterlassen es aber, auf natürliche Weise (Ernährung, Bewegung) mit der Gesundheit hauszuhalten. Versäumen wir das, so brauchen wir uns nicht zu wundern, wenn wir krank werden, alles Beten nichts hilft und vermeintliche „Selbstheilungskräfte" nicht greifen. Es scheint, als wolle sich der Körper dadurch die nötige Ruhe verschaffen. Und als wolle Gott uns sagen: „Lerne haushalten mit deiner Gesundheit! Nimmst Du Dich nicht auf natürliche Art in Acht (Selbstverantwortung), so musst Du nicht erwarten, auf (über-) natürliche Weise geheilt zu werden. Ich will nur, dass Du lernst, mit Deiner Gesundheit (Lebenskraft, Vitalität, natürliche Heilfunktion, hinzugefügt) hauszuhalten.".

Phasen der Entspannung kommen viel zu kurz und jeder weiß, auch das schnellste Pferd wird einmal müde, seine Kraft nimmt ab. So kann Dauerstress nicht nur ermüden, sondern die abnehmende Vitalität führt zur Erschöpfung und funktionellen Beschwerden. Ebenso können natürliche Heilfunktionen sich verzögern und den Heilungsprozess verlängern. Vermehrt wird das Hormon Kortisol ausgeschüttet, das auf Dauer Abwehrkräfte und Heilmechanismen schwächt. Folglich kann man anfälliger für Infektionskrankheiten werden. Dauergestresste Menschen erkranken durchschnittlich häufiger an unterschiedlichen Krankheiten und benötigen mehr Zeit für die Heilung. *Gott hat den Leib so zusammengefügt, damit alle Glieder einträchtig füreinander sorgen. Wenn darum ein Glied leidet, leiden alle Glieder mit.*

Glaube an die Heilung = Kraft zur Heilung

Zur Heilung, Wiederherstellung und Erneuerung unserer Lebenskraft und Heilungsmechanismen, ruft Jesus Christus uns zu: „*Kommt her zu mir, alle, die ihr mühselig und beladen seid, ich will euch erquicken"*. Gebt mir Eure Sorgen, lasst los. Kehrt um, beachtet die von Gott gegebenen Lebensregeln. ER will damit ausdrücken, ICH will euch heilen, gebe euch neuen Mut und neue Kraft.

Durch IHN und mit IHM als innerer Arzt, kann der Kranke geheilt werden, körperliche Erleichterung verschafft, ihm zusätzliche Kraft zum Tragen gegeben werden. Auf welche Art und Weise, bleibt IHM in seiner Souveränität selbst überlassen.

Fazit: Wir werden alle mehr oder minder mit der „weltlichen" Selbstheilungskraft irregeführt. Sollen dies und jenes tun, Arzneien und Ergänzungsmittel einnehmen und mehr. Wir geben viel Geld aus und nur wenig hilft, heilt und stärkt die vermeintlichen Selbstheilungskräfte. Viele Arzneimittel schwächen mit ihren Nebenwirkungen den Körper zusätzlich, weitere Mittel werden gebraucht. Statt geheilt, vergiftet man sich noch, zeigen die meist ungesunden Nebenwirkungen. Zudem warnt uns die Bibel auch eindringlich davor, andere geistige Techniken zu gebrauchen (zum Beispiel 5. Mose 18,9-12). *Möge der Herr Sie hier bewahren oder aus der Verstrickung herausführen,* damit sie geheilt werden.

Unser Gott, unser Schöpfer und aller Vater weist uns nur einen einzigen Weg – „*Glaube an den Herrn Jesus Christus"* (ApG 16,31), „*bringt in jeder Lage eure Bitten mit Dank vor Gott"* (Phil 4,6). *Darum bekennt einander eure Sünden und betet füreinander, damit ihr geheilt werdet.* Das aktiviert Gottes Medikament, SEINEN Heiligen Geist, für gute heilwirkende Kräfte. *Wie bei der Frau, die seit 12 Jahren an Blutungen litt und bisher von niemand geheilt werden konnte. Sie kam zu Jesus, berührte ihn und eine Kraft ging von ihm aus, zu ihrer Heilung. Sie bekannte, dass sie durch die Berührung gesund geworden war. Da". Wir sagte Jesus zu ihr: „Meine Tochter, dein Glaube hat dir geholfen* sollen heil werden, zum Lob seiner Herrlichkeit (Eph. 1), leben, um die Taten des Herrn zu verkündigen (Ps 118,7).

Der Arzt behandelt – der gläubige Mensch betet – Gott rettet, heiligt und heilt. ER ist derjenige, „*der Dir alle deine Sünden vergibt und heilet alle deine Gebrechen, der dein Leben vom Verderben erlöst, der*

Therapie

Dich krönet mit Gnade und Barmherzigkeit (Ps 103,3.4). Er tut es zu seiner Zeit, nach seinem guten Plan. Ihm sei alle Ehre.

Kraft zur Selbstheilung sei dazu der richtige Glaube, nicht Aberglaube. Glaube kann entschieden die Reaktionen von Geist, Seele und Körper und die Heilung beeinflussen. Christoph Häselbarth und Dr. Peter Riechert schreiben in ihrem Buch (Wie wir geheilt werden können, Verlag G. Bernard, Solingen), „Wir können uns nicht erlauben, bestimmte Formen des Heilungswirkens Gottes abzulehnen, sondern sind dazu aufgerufen, mit Eifer alles einzusetzen, was der Herr uns zur Rettung und Heilung anbietet." Das sei Ihnen wie mir, Selbstheilungskraft pur. Zurück zu den Wurzeln.

www.beleben.eu

Literaturquellen:
Paul Tournier, Bibel u. Medizin, Humata Verlag, Bern
Die Bibel, EÜ, 1999
Prävention, Deutsches Ärzteblatt, 02.03.2012
Die Heilkraft des inneren Arztes, Dr. Rolf Merkle
Bibel Neues Leben, 2002, Verlag Hänssler
Der Weg zur Gesundheit, E.G. White, Inter-Euro-Publishing
Berufen zu Heilen; B. Johnson, Randy Clark, Glory World
Die Kraft zu heilen, Francis MacNutt, Verlag Styria
Mediziner Kongress 2003, Vortrag Pastor Dr. Nestvogel

Aber nicht nur Borrelien...

Erfahrungen mit meinem natürlichen Therapieansatz
Von Markus Pütter

Wie bei vielen Kollegen aus der Naturheilkunde, nimmt die Zahl der Borreliosepatienten auch in meiner Praxis stetig zu. Heute würde ich sagen: Etwa 60 bis 70 Prozent der Patienten gehen mit dieser Diagnose bei mir aus der Tür. Sie kamen mit unerklärlicher Erschöpfung, Kopfschmerzen, generalisierten Schmerzen, Schwindelattacken, Fibromyalgie, Multiple Sklerose, Rheuma, Hashimoto-Thyreoiditis, Haarausfall, Lähmungen,

Therapie

Parkinson, Guillaine-Barre-Syndrom, Nahrungsmittelunverträglichkeiten, Depressionen, Panikattacken oder einem Burnout-Syndrom. Einige haben regelrechte Arztodysseen hinter sich, andere wundern sich nur, dass ihre anhaltenden Grippesymptome eine Borreliose sein sollen.

Manche können kaum verhehlen, dass sie mich für etwas verrückt halten, dass ich nach nur anderthalb Stunden eine solche Diagnose stelle, denn „die Ärzte hätten das ja schon abgeklärt." Und dann finde ich auch noch weitere Erreger, die kaum ein Mikrobiologe auf dem Schirm hat: Da wären zuerst **Rickettsien** zu nennen, dann **Leptospiren** (ebenfalls aus der Familie der Spirochäten), **Ehrlichien**, **Babesien**, **Francisella tularensis**, **Bartonellen** und **Mycoplasmen**. Es ist fast immer eine Mischinfektion vorhanden. Daher rührt meines Erachtens die immense Vielfalt der Symptome - kein Symptomenbild ist gleich. Auch daher könnte die Unsicherheit der labormäßigen Diagnostik rühren: Die Borrelienfraktion ist vielleicht gar nicht so hoch, dafür aber die Leptospiren- oder Mycoplasmenbelastung - und was

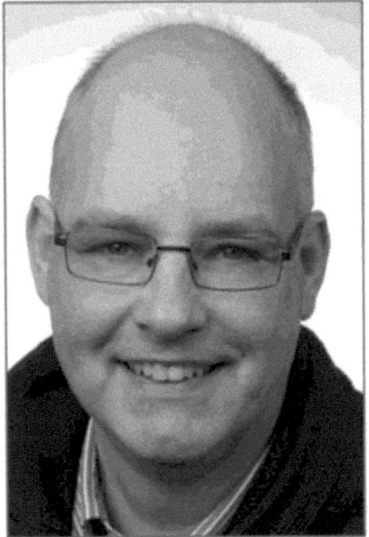

nicht gesucht wird, wird auch nicht gefunden. Monokausalität gibt es hier meines Erachtens nicht.

Anfang 2013 kam eine 25jährige Patientin mit ausgeprägter depressiver Symptomatik zu mir: Sie hatte keinen Hauptschulabschluss geschafft, weil sich in der Schulzeit eine zunehmende Apathie bemerkbar machte, sie lag tagelang antriebslos im Bett, hatte sich irgendwann komplett zurückgezogen. Nach Ausbildungsabbrüchen, Eingliederungsmaßnahmen, Arbeitslosigkeit und Jahre langen Psychotherapien stellte ich eine Borreliose/Rickettsiose fest. Nach 14monatiger Therapie fühlt sie sich so, „wie sie sich

Therapie

eigentlich kennt", nämlich lebensbejahend, initiativ und zukunftsorientiert.

Schon beim Erstgespräch sind Nuancen wichtig zu hören, wie: „Das kannte ich von mir so überhaupt nicht", oder „So ein Mensch bin ich nie gewesen" oder „Seit der schlimmen Grippe habe ich erst diese Schmerzen im Knie." Man muss als Therapeut lernen, anders zuzuhören und nicht bei „Knie" oder „Rücken" reflexartig an den Orthopäden, bei „Hashimoto" an den Endokrinologen zu denken.

Meine wichtigste Untersuchungsmethode ist die Bioresonanzmethode nach Paul Schmidt. Durch sie bin ich auf diese Zusammenhänge gestoßen (weil ich selber Borrelien, Rickettsien, Leptospiren, Mycoplasmen und Coxiellen hatte) und sie bestätigen sich in vielen Details immer mehr - auch labordiagnostisch. Wer es nicht anders glauben kann, muss dafür aber tief in die Tasche greifen. Das „schulden" wir unserem naturwissenschaftlichen Denken.

Vor fast zwei Jahren kam eine junge Mutter mit Symptomen ähnlich einer Multiplen Sklerose gemischt mit Muskelschmerzen, Panikattacken und anfallsweisem Herzrasen. Ihre Kinder durften sie nicht mehr anfassen, weil ihr jede Berührung weh tat. Rasche Erschöpfung und Hoffnungslosigkeit rundeten das Bild ab. Mit der Hilfe zweier weiterer Therapeuten (Cranio Sakral Therapie und Gesprächstherapie) konnte sie in knapp zwei Jahren durch manches Tal begleitet werden; sie konnte ihr Leben wieder neu greifen und hat mittlerweile ihren Herzenswunsch erfüllt und einen eigenen Roman veröffentlicht. Sie hatte, vor allem zu Beginn der Therapie, einige „Rückfälle" und immer wieder Ängste, dass sie doch nicht wieder gesund werden könne.

Als Hauptmittel in der Therapie setze ich ein Ölgemisch mit Aktivsauerstoff ein. Alle Spirochäten und intrazellulären Parasiten sind Anaerobier, sie vertragen keinen Sauerstoff. Deshalb arbeiten unsere Immunzellen auch mit (selbstproduziertem) Aktivsauerstoff (wichtig: KEIN Ozon!!!!-obwohl auch das schon in BFBD-Veröffentlichungen stand) gegen Eindringlinge in unse-

Therapie

ren Körper. Aber unser Immunsystem wird ja bestens von den Borrelien und anderen Erregern so weiter in Schach gehalten und deshalb müssen wir ihm zunächst unter die Arme greifen.

Die Ölmischungen sind unter dem Namen „Rizol" zu bekommen und es muss sorgfältig ausgetestet werden, welche Sorten beim Patienten sinnvoll sind. Und dann sterben diese Bakterien doch zuhauf —ohne Antibiotika. Am Anfang gelingt das so stark, dass es zu einer Herxheimer -Reaktion kommen kann (zu viel Bakterientoxine und Zellschrott im Körper). Die Ölsäuren bringen den Aktiv-Sauerstoff sogar in die Zelle, denn einige der Bakterien sind obligat intrazellulär, das heißt sie kommen immer in der Zelle vor und sind dort gut gegen Antibiotika geschützt. Deshalb gilt es, parallel die Ausscheidungsorgane zu stärken. Diese Mittel gehören in die Hand eines erfahrenen Therapeuten, denn man kann sich auch noch mehr in Erschöpfung und Schmerzen bringen.

Diese Therapie kann sehr anstrengen. Ich weiß aber nach fünf Jahren um ihre Möglichkeiten und mute deshalb meinen Patienten einiges zu. Aber jeder Mensch reagiert anders darauf und es hängt viel vom Stadium der Borreliose ab, wie die Reaktion ausfällt. Begleitende Maßnahmen aus der Homöopathie, Phytotherapie, orthomolekularen Therapie sind meistens nötig. Beispielsweise werden B-Vitamine durch den Dauerstress der schwelenden Entzündungen im Körper massiv verbraucht und müssen fast immer zugeführt werden. Eventuell wird eine Ernährungsumstellung notwendig und manche Patienten nehmen auch ihr Kortison gering dosiert erst einmal weiter. Erst dann macht es oft Sinn, eine Reduzierung zu erwägen.

Eine resolute und noch äußerst aktive Endsiebzigerin kam in die Praxis mit der Diagnose „Rheuma". Das hatten Professoren und Fachärzte an renommierten Instituten festgestellt. Sie war aber der festen Überzeugung, sie habe kein Rheuma. „Da muss es doch noch andere Ursachen geben, ich habe doch kein Rheuma" Das hatte sie tatsächlich nur auf dem Papier. Eigentlich hatte sie eine klassische Borreliose-Symptomatik. Und diese hatte

Therapie

sie nach knapp zehn Monaten dann auch nicht mehr. Allerdings nahm sie einigermaßen konsequent ihr Kortison erst mal weiter, bis keine Borrelien mehr nachgewiesen waren. Einige Versuche ihrerseits zu reduzieren hatten die Schmerzen dann doch wieder vermehrt und die Entzündungswerte stiegen an. Heute braucht sie kein Kortison mehr und wird noch weiter homöopathisch betreut, denn die Bakterien haben wohl die Gelenke in den Händen zu stark schädigen können, sodass sie unter Belastung noch manchmal etwas schmerzen.

Und als ob es noch nicht genug wäre, mit Borrelien, Rickettsien und andere Zellparasiten infiziert zu sein, gibt es tatsächlich weitere Co-Infektionen mit zum Beispiel Viren., unter anderem das Epstein Barr Virus, das eine unheilige Allianz mit den obengenannten gegen unser Immunsystem bildet. Diese Patienten leiden dann häufig unter einem stark ausgeprägten chronischen Müdigkeitssyndrom (CFS). Auch hier gibt es nicht nur eine Ursache, sondern viele. Zusätzlich spielen zunehmend Umweltbelastungen wie Schwermetalle und Elektrosmog eine Rolle.

Nach meiner Ansicht kann ein so vielfältiges Geschehen nur mit vielen, individuell ausgesuchten Methoden angegangen werden. Manchmal gehört auch die Schulmedizin dazu, aber Antibiotika empfehle ich kaum mehr. Diese schwächen unnützerweise den Organismus. Und dass es häufig auch so, ohne Antibiotikum, funktioniert, erlebe ich Tag für Tag.

Der Autor ist Heilpraktiker in Lübeck

Therapie

Übungen zur Inneren Balance bei Schwindel
speziell für Borreliose-Patienten
Von Maria Holl

Mit großer Freude habe ich für die Zeitschrift Borreliose Wissen Nr. 32 mehrere Artikel über meine Methode vorgestellt. In diesem Zusammenhang fragte mich Frau Ute Fischer, ob ich eine Übungsreihe speziell für Borreliose-Patienten und den manchmal auftretenden Schwindel entwickeln kann. Gerne stelle ich Ihnen die nun folgenden Übungen zur Verfügung. Nehmen Sie sich Zeit, die Übungen zu erarbeiten, und gehen Sie schrittweise vor, indem Sie, wenn Sie eine Übung für sich erarbeitet haben,

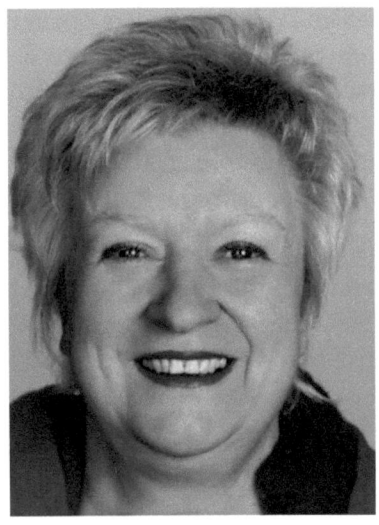

anschließend zur nächsten vorgehen. Wenn Sie täglich üben, können Sie nach vier bis sechs Wochen soweit sein, dass die Übungen für Sie selbstverständlich sind und Ihnen der Übungsablauf überall und jederzeit zur Verfügung steht. Dieses tägliche Üben ist wichtig, wenn Sie die Übungen bei akut auftretendem Schwindel kraftvoll anwenden wollen. Sprechen Sie mit einem Freund über die Übungen und berichten Sie jede Woche über Ihre Erfolge. Diese Art der Kommunikation über die Übungen wird Ihnen eine Möglichkeit geben, Ihren Erfolg besser wahrzunehmen und beim täglichen Üben zu bleiben. Haben Sie Spaß, Freude und Ausdauer bei Ihrer täglichen Praktik. Ihre Maria Holl

Der richtige Atem

Legen Sie beide Hände auf Ihren Unterbauch, und atmen Sie ein. Bemerken Sie, wie Ihr Bauch rund und dick wird. Beim

Ausatmen sinkt die Bauchdecke, und Sie werden wieder dünner. Atmen Sie circa zwei bis fünf 5 Minuten lang auf diese Weise.

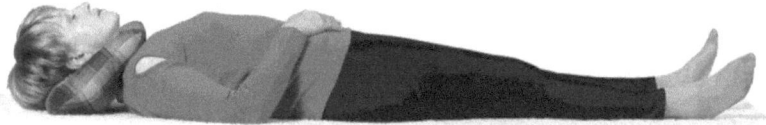

Bei manchen Menschen wird der Bauch beim Einatmen dünn und beim Ausatmen dick. Das ist falsch. Üben Sie abends im Bett die richtige Atmung, bis es auch im Alltag automatisch richtig funktioniert. Das Üben im Bett schläfert schön ein.

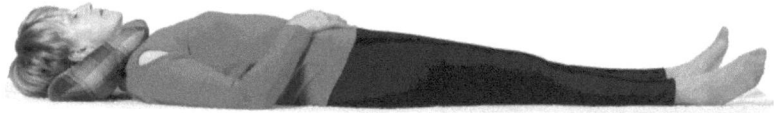

Fühlen Sie beim Üben in Ihren Bauch. Ist er hart, ist er weich, ist er warm, ist er kalt? Gedanken, die kommen, bemerken Sie, nehmen Sie wahr und gehen wieder zum Fühlen des Bauches zurück. Wenn Sie sehr müde sind, beginnen Sie jetzt Ihre Müdigkeit zu fühlen. Genießen Sie es, und entspannen Sie sich.

Legen Sie Ihre rechte Hand auf den Unterleib. Die linke Hand halten Sie wie eine Schale vor den Mund, als wollten Sie spucken. Sie atmen in den Bauch ein. Er wird dick. Sie atmen aus und stellen sich vor, dass die Ausatmung in die linke Hand strömt. Sie führen die linke Hand langsam nach unten. Die Ausatmung strömt in der Hand am Körper entlang nach unten.

Dies ist eine wichtige Übung. Sie lernen, dass die Ausatmung eine Richtung bekommt. Eventuell werden Hände und Füße während dieser Übung wärmer. Das machen Sie fünf Mal. Danach legen Sie eine kleine Pause ein.

Setzen Sie sich jetzt aufrecht hin und legen Sie die Hände auf die Hüften. Fühlen Sie, ob Ihre Hüften kalt oder warm sind. Lassen Sie sich Zeit. Sie reiben Ihre Hüften, Sie kneten, reiben und massieren so lange, bis Sie die Hüften besser spüren oder deren

Therapie

Wärme fühlen. Lassen Sie sich Zeit. Schütteln Sie zwischendurch die Hände aus. Lassen Sie dabei Würfel oder andere geometrische Körper aus den Händen purzeln. Nehmen Sie sich Zeit, die Wirkung der Übung zu fühlen.

Verlängern aller zehn Zehen

Sie sitzen gerade und aufrecht auf dem Stuhl. Die Füße stehen auf Schulterbreite auseinander. Ihr Nacken ist gerade, und das Kinn ziehen Sie leicht zur Brust herunter, damit der Nacken leicht gedehnt ist. Sie reiben etwas die Füße auf dem Fußboden, damit die massierten Füße wieder hellwach im Bewusstsein sind. Sie atmen in das Becken ein und am Körper entlang, in die langsam nach unten sinkende Handschale hinein, aus. Dieser Atem kehrt in allen Übungen immer wieder. Sie sehen sich Ihre zehn Zehen an und stellen sich vor, dass der kleine rechte Zeh wächst.

Wie ein Kind stellen Sie sich spielerisch vor, dass der Zeh wächst. Erst lassen Sie den Zeh fünf Zentimeter, dann 15 Zentimeter wachsen. Nach 14 Tagen mit dieser Übung sind alle zehn Zehen 40 Zentimeter lang. Sie stellen sich jetzt vom kleinen rechten Zeh ausgehend alle Zehen nacheinander vor, wie sie mitwachsen, bis Sie in Ihrer Vorstellung bei der kleinen linken Zehe angekommen sind. Wenn Sie Schwierigkeiten haben bei der Vorstellung, nehmen Sie sich bitte Zeitungspapier, legen es unter die Füße und malen rechts und links neben jedem Zeh eine 40 Zentimeter lange Linie; die Linien sollen sich vorne nicht treffen. Malen Sie zwei parallele Striche pro Zeh. In den Kursen vergleiche ich diese Zehen mit Clownsfüßen. Die Zehen sind so lang wie Clownsschuhe, Sie würden darüber fallen, wenn Sie solche Zehen hätten.

Die Ausatemübungen verändern Sie jetzt bitte so, dass beim Ausatmen der Atem zuerst in die Hand fällt, dann am Körper entlang fließt, bis er an den verlängerten Zehen vorbei ist.

Am Anfang können Sie das nicht. Sie lassen die erste Ausatmung bis zum Becken fallen. Beim zweiten Mal atmen Sie bis

Therapie

zum Knie aus, die dritte Ausatmung geht bis zum Fuß und die vierte Ausatmung bis über die verlängerten Zehen hinaus. Dies geschieht nach und nach in Ihnen. Sie brauchen sich nicht zu zwingen.

Wenn Sie Lust auf ein kleines Zusatzspiel mit den Übungen haben, dann gehen Sie, wann immer Sie Zeit haben, draußen mit Ihren verlängerten Zehen spazieren. Sie werden erstaunliche Feststellungen machen.

Ich wünsche Ihnen viel Freude und Mut beim Üben.

Das Fühlen zurückerobern Teil I

Durch die ständigen Beschwerden haben Sie womöglich Ihren Körper trainiert, weniger zu fühlen. Dieses unterdrückte Fühlen erscheint Ihnen auf den ersten Blick sehr hilfreich, da es Schmerzen und Beschwerden minimiert. Auf den zweiten Blick unterdrückt es Ihre Atmung, Ihre Lebendigkeit, Ihre Freude und Ihre Heilungsmöglichkeiten. Beginnen Sie jetzt Ihrem Körper das Fühlen wieder zu erlauben.

Setzen Sie sich jetzt hin, und nehmen Sie sich bitte die Zeit, nachzuspüren, wie die Füße und Beine sich jetzt anfühlen. Leicht/schwer, warm/kalt, hell/dunkel. Manche Menschen sehen Helligkeitsunterschiede und Licht in Ihrem Körper. Versuchen Sie es einmal. Vielleicht sehen Sie nichts. Es ist in Ordnung, nichts zu fühlen oder zu sehen.

Wenn Sie, so wie ich früher, zu den konsequenten Nichtfühlern gehören, dann ist es wichtig, in das Nichtfühlen zu fühlen, so komisch sich das anhören mag. Als nächste Hilfe empfehle ich Ihnen, sich einen Zettel zu schreiben mit dem Satz „Ich erlaube mir, wieder zu fühlen, egal ob es schmerzt, lustvoll ist, traurig ist, mich schockiert oder sonst etwas."

Es ist gut, wenn Sie die unterdrückten Gefühle wieder spüren, da Sie diese Unterdrückung zum aktiven Nichtfühlen geführt hat. Oft schämten Sie sich für Ihre Gefühle. Deshalb beschließen Sie ja, Sie nie mehr zu zeigen. Das kleine Problem ist leider,

Therapie

dass Sie sie dann selbst nicht mehr spüren. Setzen Sie sich nun für einen Moment hin. Während Sie auf dem Stuhl sitzen, üben Sie bitte wieder unsere Spezialatmung. Die Einatmung fließt in das Becken, und die Ausatmung strömt in die Handschale und mit der Handschale langsam am Körper entlang nach unten. Sie machen das, wie in der ersten Übung beschrieben.

Diese Übung ist die wichtigste Übung Ihrer Übungssequenz zum Bewältigen des Schwindels und der Symptome. Die Selbstmassage und die Einspürübungen helfen dabei, dass unser Atem wie bei einem Säugling wieder den ganzen Körper durchfließen und ihn gesund halten kann.

Das Fühlen zurückerobern Teil II

Wenn Sie „nicht fühlen" und hin und wieder den Eindruck haben, dass Ihnen etwas im Leben fehlt, zum Beispiel Liebe, Lust, Leidenschaft, Trauer, Freude und so weiter und Sie entscheiden sich bewusst dafür, wieder zu fühlen, dann lesen Sie diese Zeilen durch und fügen die Übung in Ihre persönliche Übungsliste mit ein. Ein Teil des „Nichtfühlens" zeigt sich immer an Verspannungen des Nackens oder einer leichten Schiefstellung des Kopfes. Fragen Sie einmal jemanden, der Sie oft sieht: „Wie steht mein Kopf? Ist er leicht nach rechts oder nach links geneigt, oder steht er gerade?" „Neige ich den Blick eher nach Unten oder eher nach Oben?" Mit diesen Informationen von einer anderen Person stellen Sie sich vor den Spiegel.

Sie haben die Angewohnheit, sich vor dem Spiegel gerade aufzurichten. Nur wenn Sie sich unbeobachtet fühlen, wird die „normale" Haltung sichtbar. Jetzt spielen Sie einfach vor dem Spiegel ein wenig mit den Kopfhaltungen: den Kopf hängen lassen, den Kopf hochheben, den Kopf nach rechts legen, den Kopf nach links legen. Führen Sie das drei bis vier Mal durch, das genügt. Das ist eine winzige Übung zur Lösung dieser Spannungen. Die kleinen Veränderungen, die dadurch geschehen, werden für eine ganze Weile nicht fühlbar sein. Nehmen Sie sie einfach zu Ihren

Therapie

Übungen dazu, wenn es Ihnen angenehm ist. Falls Sie den Kopf leicht schief halten, korrigieren Sie es, wenn Sie Ihre Übung machen, ansonsten wird die Korrektur zum Zwang.

Setzen Sie sich jetzt auf Ihren Stuhl, und ruhen Sie sich ein wenig aus. Ausruhen heißt immer, mit unserer Bauchatmung zu atmen und die Ausatmung in die Handschale am Körper entlang nach unten strömen zu lassen.

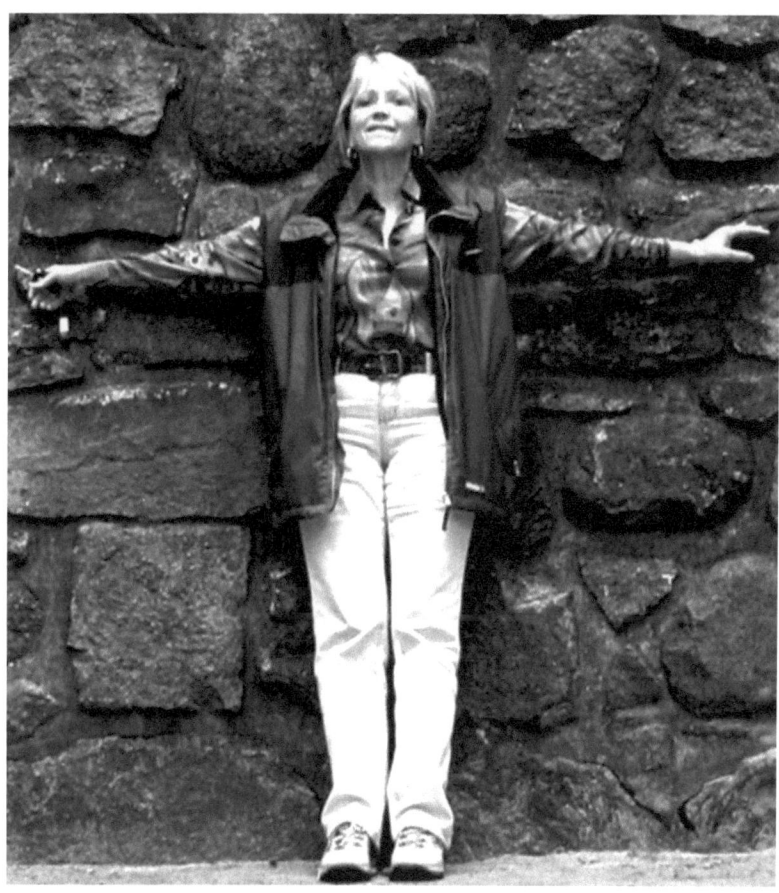

Sie sitzen auf Ihrem Stuhl, die Füße sind schulterbreit auseinander, der Rücken ist gerade, und das Kinn ist leicht nach unten geneigt, sodass Sie ein wenig nach unten sehen. Sie bewegen das Gelenk des rechten Fußes hin und her, nach rechts und links, nach oben und unten. Sie winken circa fünf bis sieben Mal mit den Zehen. Anschließend schütteln Sie bitte Bein und Fuß aus, wobei Sie sich vorstellen, dass Würfel oder andere Formen aus den Füßen fallen. Nach dem Schütteln stellen Sie den Fuß wieder flach auf den Fußboden. Bitte atmen Sie in das Becken ein. Die Ausatmung fällt in die langsam sinkende Handschale nach unten. Bitte wiederholen Sie dies drei Mal.

Die Atemübung wird immer wieder eingefordert, damit Sie langsamer üben und damit die Energie (= Atem) des Körpers über den Atem verstärkt in die unteren Teile des Körpers fließt. Mich haben diese konzentrierten Unterbrechungen immer furchtbar geärgert. Es war, als würden sie mich an den „eigentlichen" Übungen hindern. Wenn Sie auch so reagieren, verziehen Sie Ihr Gesicht zu einer Grimasse und sagen ein paar Mal so etwas wie „dieses blöde Übungsbuch …". Das hilft sehr und entlastet.

Innere Übungen für die Wirbelsäule

Nach einer Ruhepause oder vielleicht am nächsten Tag beginnen Sie die inneren Übungen für die Wirbelsäule. Sie setzen sich auf Ihren Stuhl oder in einen Sessel und spüren in Ihr Becken hinein. Sie fühlen am Becken die gesamte hintere Beckenplatte von innen. Dann gehen Sie innerlich zu Ihrem Steißbein und lassen das Steißbein wachsen. Es wird immer länger, wie ein Löwenschwanz oder ein langer Hundeschwanz, immer länger und es bleibt so breit, wie die dicken Lendenwirbel. Es kann bis in den Fußboden wachsen bis zu einer Tiefe von 40 Zentimeter.

Dann legen Sie die rechte Hand auf den Unterleib, atmen ein in Ihren Bauch und atmen entweder durch den oder an dem verlängerten Schwanz nach unten aus. Machen Sie das sieben Mal.

Nach dem siebten Mal beginnen Sie, das untere Ende Ihres langen Schwanzes ganz leicht zu bewegen, ein bisschen rütteln, ein bisschen hin- und her schwingen, dann löst sich schon gleichzeitig die Spannung in den Händen und Füßen mit. Dieser Teil der Übung löst die Spannung aus dem Rückenraum.

Therapie

Diese alten taoistischen Übungen sind einfach. Sie können diese Übung in jedem Sitzungssaal durchführen. Wenn Sie auf Dauer Übung mit diesem inneren Bereich der Taoistischen Übungen haben, können Sie alle Übungen mit offenen Augen durchführen und während Ihnen Ihr Nachbar interessante wichtige Informationen gibt, können Sie Ihre Rückenmuskulatur entspannen.

Die Sitzhöcker verwurzeln

Gehen Sie bitte innerlich zu Ihrem rechten Sitzhöcker und legen noch einmal die Hand unter die rechte Gesäßbacke, um den spitzen Knochen zu fühlen. Sie fühlen in den Knochen hinein und lassen von dem Knochen aus eine lange orangefarbene Pfahlwurzel herunter zur Erde wachsen.

Wenn Sie mit den Visualisierungsübungen nichts anfangen können, machen Sie sich nichts daraus, die anderen Übungen sind genauso effektiv.

Wenn Sie es doch lernen wollen, gehen Sie hin und zeichnen die Spitze Ihres Sitzhöckers auf ein großes Blatt Papier oder eine alte Zeitung und malen Sie an die Spitze eine große Pfahlwurzel mit vielen kleinen Haarwurzeln. Nachdem Sie das einige Mal gemacht haben, verankert sich in Ihrem Gehirn die Bildstruktur. Manchmal hilft das.

Jetzt gehen Sie zum linken Sitzhöcker, legen dort auch einmal die Hand unter die linke Gesäßbacke, spüren in den Sitzhöcker hinein und lassen die große lange Pfahlwurzel wachsen. Manchmal sehe ich diese Pfahlwurzeln wie große orangefarbene Schultüten. Sie können sehr lang und sehr breit sein, besonders wenn wir Menschen mit sehr viel Kraft sind. Dann bekommt die Pfahlwurzel ganz viele Haare, rechts, links, vorne, hinten, damit wird Ihre ganze Haut durchlässig und befreit von Allem, was nicht zu Ihnen gehört.

Letzten Endes sind die Inneren Übungen dazu da, Ihren Körper zu reinigen und in Balance zu bringen. Ihr Körper wird wieder

Therapie

energetisiert. Die Atmung wird verstärkt und Heilung ist möglich.

Bleiben Sie so fünf bis 15 Minuten sitzen. Sie atmen ein in Ihr unteres Becken, atmen aus an dem verlängerten Steißbein und an den Sitzhöckerwurzeln entlang nach unten. Der gesamte Körper energetisiert sich so und erholt sich dann.

Die hier vorgestellten Übungen stammen aus den am Ende angeführten Büchern. Maria Holl kann man auch in ihrer Praxis besuchen oder Beratung mittels Telefon und über Skype erhalten. Weitere Auskünfte: www.maria-holl.de

Literatur: „Tinnitus lindern", Lüchow Verlag, ISBN-10: 395 88 30064, 12,95 €, „Mit Power Tao zu Glück, Liebe und Erfolg" (zurzeit nur antiquarisch).

Sein Kampf mit der Borreliose

Buchbesprechung von Ute Fischer

„Ich möchte Ihnen keine falsche Hoffnung machen" beginnt dieses gerade publizierte Büchlein, und doch könnte dies passieren mit der „Erfolgsgeschichte" von Jaroslaw Venzke. Seine Leidensgeschichte begann im Winter 1998, mit 24, auf dem Sofa. Der Zeckenstich stammte aus 1991. Er wurde damals wie heute noch üblich ein oder zwei Wochen lang antibiotisch therapiert und als geheilt entlassen. Ob er damals Beschwerden gehabt habe, ist ihm heute nicht mehr bekannt.

Von 1998 bis 2012 machte er so ziemlich alle Borreliose-Symptome durch, die man in Selbsthilfegruppen erzählt bekommt: Nacken. Hörsturz. Rücken. Gelenke. Taubheitsgefühle. Nerven. Muskelflattern. Herz. Panikattacken, um nur einige zu nennen. Den Durchbruch, vor allem den Start zu einer Eigeninitiative, diese Krankheit zu bekämpfen, fand er in einer Selbsthilfegruppe, die sich leider inzwischen aufgelöst hat. (Es gibt derzeit noch fast 100 Borreliose-Selbsthilfegruppen in Deutschland.)

Therapie

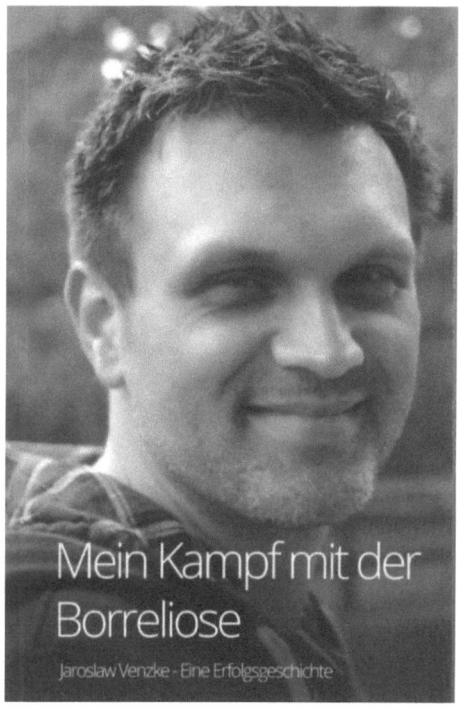

Das umfangreiche Symptom- und Therapie-Tagebuch, das drei Viertel dieses Büchleins einnimmt, stimmt nachdenklich; vor allem, weil man dazu einen Arzt benötigt, der das alles verschreibt und mitmacht. Eine Antibiose. Noch eine Antibiose. Noch eine. Immer wieder andere Antibiotika. Nahrungsergänzungen. Allerlei Naturheilmethoden, die er zum Teil auch schnell wieder verworfen hat. Und man benötigt einen Freund, dessen Qualifikation zwischen Baubiologen, Arzt und Pharmakologen anzusiedeln ist.

Es gehört der Mut der Verzweiflung dazu, Antibiosen über mehrere Wochen und Monate zu ertragen, während die Borrelien durch den Körper jagen, sich scheinbar für Tage oder Wochen still verhalten, sich scheinbar geschlagen geben, um dann wieder wie ein Tornado zu toben. Und man braucht einen Chef, der das mitmacht, dass man alle drei Wochen wieder mal ausfällt. Venzkes stärkster Antrieb aber war seine kleine Familie, seine kleine Tochter, die in diesen Monaten und Jahren zwischen 2012 und 2015 ihren Papa haben sollte.

Dies ist kein Buch für Nachahmer. Es ist nicht geeignet, damit zum Arzt zu gehen und sich alles aufschreiben zu lassen und einzuwerfen. Nicht viel nützt, sondern das Richtige und auch nur dann, wenn man auf seinen Körper hört und respektiert, wenn er rebelliert. Dass man eine Badewanne besitzt, scheint wichtig zu sein. Unser Held schwört auf heiße Bäder am Abend

Therapie

und immer, wenn es die Borrelien zu toll treiben. Wir wissen, dass Borrelien über 37 Grad „den Löffel abgeben".

Mit auf den Weg geben möchte ich den Lesern und auch dem Autor selbst seine eigenen Worte: *„Ernsthaft: Leute, so kann es nicht laufen, dass die Kranken mit eh schon zu wenig Kraft sich auch noch biegen und brechen müssen, um ein Minimum an Hilfe zu erhalten. Es ist doch kein Wunder, dass sich kein Arzt mit uns Chronikern befassen möchte, wenn er nur 37 Euro im Quartal abrechnen kann. Hier läuft einiges falsch, kümmert Euch darum!"*

Mein Kampf mit der Borreliose Jaroslaw Venzke epubli GmbH, 104 Seiten, 12,95 € ISBN 978-3-7375-6804-3

Opioide gegen chronische Schmerzen

Die langfristige Einnahme von Opioiden gegen chronische Schmerzen ist nur für wenige Frauen in jungen und mittleren Jahren effektiv, veröffentlichte eine US-Studie mit 2.163 Personen im „Journal of Women's Health". Nur bei einem Fünftel konnte von positivem Effekt gesprochen werden. Ein zweischneidiges Schwert: Gerade in diesen Jahren bergen Opioide die größten Risiken; sie beeinträchtigen die Fruchtbarkeit und können sich während einer Schwangerschaft negativ auf die Entwicklung des Fötus auswirken. Quelle: univadis.

Das Bad Aiblinger Versprechen

Man mag es kaum glauben: Eine Klinik gibt Pressekonferenzen und lobt ihre Therapien in höchsten Tönen. Das gibt es immer mal wieder. Aber dass der ärztliche Klinik-Inhaber Dinge behauptet, die nur Wunschdenken sind, dass er Behandlungspreise nennt, die so gar nichts mit der Realität zu tun haben, ist starker Tobak. So geschehen mit der Klinik St. Georg in Bad Aibling. Seit wir über diese Therapieform der Lyme-Borreliose im Frühjahr 2015 geschrieben haben, machten sich etliche Borreliose-Patienten hoffnungsfroh auf den Weg. Kein einziger gab bislang eine positive Bewertung ab. Im Gegenteil: Die meisten behaupten, dass es ihnen danach nicht besser

Therapie

gehe, als vor der Therapie. In einem Fall geht es danach sogar noch schlechter. Einige möchten nicht darüber reden, fühlen sich aber auch betrogen. Und das alles für 9.500 Euro, die natürlich keine Krankenkasse ersetzt, auch wenn es der Klinikchef behauptet hat. Er hatte ursprünglich den Betrag von 2.000 Euro genannt für zwei Fieberbehandlungen. Alles erfunden. Unglaublich.

Freilich muss man zu Gute halten, dass langjährige Borreliosepatienten ungenau, vielleicht ungerecht bewerten, wenn sich der erwartete Erfolg nicht eingestellt hat. Sie wollten doch alle wieder gesund werden. Einige haben ihre letzten Ersparnisse zusammengekratzt. Und fühlen sich nun alleine gelassen. Eine Patientin klagt, dass die Klinik nicht reagiert auf Bitten um Rückruf oder Kontakt zum Hausarzt, der sich mit den Folgen einer Hyperthermie überfordert sieht. Immerhin hatte er sie vorher gewarnt. Ihr Allgemeinbefinden sei nun erst Recht im Keller, klagt die Patientin. Das Vertrauen in die Aiblinger Klinikärzte sei zerstört. Es habe keinerlei Nachsorge gegeben. Die Patienten seien nach der Entlassung sich selbst überlassen worden. Sie wussten nicht, wie sie mit den Nachwirkungen der Hyperthermie umzugehen hatten.

Auch wir hatten die Klinik drei Mal schriftlich um eine Stellungnahme gebeten und keinerlei Antwort erhalten. Es macht betroffen, dass Patienten das Lehrgeld für andere bezahlen mussten. Und es ist erbärmlich, wie mit den Hoffnungen von Patienten gespielt wird.

Forschung

Notizen vom Symposium der Deutschen Borreliose-Gesellschaft im März 2015 in Erfurt.

Quelle: DBG Mitteilungen 2015/1

Borrelien trotz negativem Liquor?

Prof. Frank Strle, Universität Ljubljana, Slowenien, berichtete auf dem Borreliose-Symposium der Deutschen Borreliose-Gesellschaft in Erfurt, dass man dort Borrelien aus Liquor von Verdachtspatienten angezüchtet habe, obwohl deren Liquor mit den vorher angewandten Labormethoden als unauffällig bezeichnet wurde. Diese Patienten waren deshalb nicht als Neuroborreliosefälle klassifiziert worden.

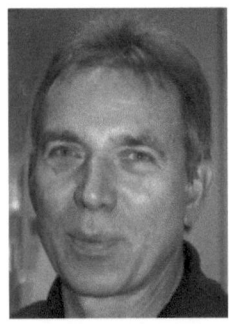

Europäischer Impfstoff.

Wie ebenfalls im Symposium von Prof. Reinhard Wallich, Mitentwickler des ehemaligen Impfstoffs Lymerix, zu verlauten war, pausiert derzeit die Weiterentwicklung eines Impfstoffs gegen Borreliose für Europa.

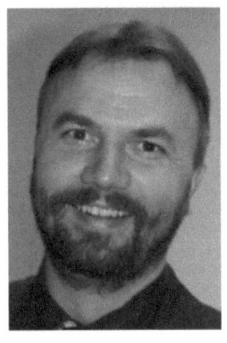

Verpulverte Gelder für Labortests.

Prof. Klaus-Peter Hunfeld, Instand, Frankfurt, analysierte die Kosten für serologische Untersuchungen in Deutschland - etwa 80 Millionen Euro pro Jahr – und traf die Aussage, dass ein großes Missverhältnis zwischen den knappen Forschungsmitteln und diesen hohen Laborkosten bestehe, vor allem weil die Labortests ohne wesentlichen Nutzen seien.

Forschung

Extrakte aus Studien
Analysiert von PD Dr. Walter Berghoff

Antikörper-Irrtum

Noch immer wird in Gutachten behauptet, dass IgM-Antikörper das Zeichen für eine frische Lyme-Borreliose seien und IgG-Antikörper für eine zurückliegende. Dies analysierte eine Studie von Elsner, Hastey und Baumgart, Infect Immun.2015 Jan;83(1):48-56. Unter anderem wurde konstatiert, dass bei einer chronischen Lyme-Borreliose ständig weiter IgM-Antikörper produziert werden, ohne Umwandlung in IgG-Antikörper. Quelle: DBG

Lyme-Borreliose und Demenz

Studie Blanc, Philippi et al. J. Alzheimers Dis, 2014; 41(4): 1087-93

Von 20 Patienten mit Demenz und Nachweis Intrathekaler Antikörper gegen Borrelia burgdorferi hatten sieben Prozent eine gesicherte Neuroborreliose. Nach antibiotischer Behandlung stabilisierte und besserte sich die Demenz. Schlussfolgerung: Bei Demenz in Folge Lyme-Borreliose sollte eine serologische Untersuchung auf Borrelia burgdorferi erfolgen. Quelle: DBG

Doxycyclin

Studie Bremell, Dotevall, L Eur J Neurol. 2014, Sep;21(9):1162-7

Behandelt wurden 26 Patienten mit Neuroborreliose des ZNS, 115 Patienten mit Erkrankung des peripheren Nervensystems. Die Behandlung mit Ceftriaxon bzw. Doxycyclin führte zu einem identischen Rückgang der Pleozytose (erhöhte Zellzahl) im Liquor (Nervenwasser). Alle Patienten mit zentraler Neuroborreliose zeigten eine deutliche Besserung der klinischen Symptome; bei 62 Prozent jedoch blieben die Symptome bis zum Ende der Verlaufsbeobachtung. Bei Patienten mit zentraler bzw. peripherer Lyme-Neuroborreliose führte Doxycyclin zu einem Rückgang der Pleozytose. Die Effizienz von Doxycyclin ist unabhängig von der Krankheitsausprägung der Lyme-Neuroborreliose. (Quelle: DBG)

Forschung

Nobelpreis 2015 Medizin

Artemisia (Beifuß) - ein Wunderkraut auch gegen Borreliose ?

Von Lothar Kiehl

2015 bekam Prof. Dr. Youyou Tu den Friedensnobelpreis für Medizin verliehen.

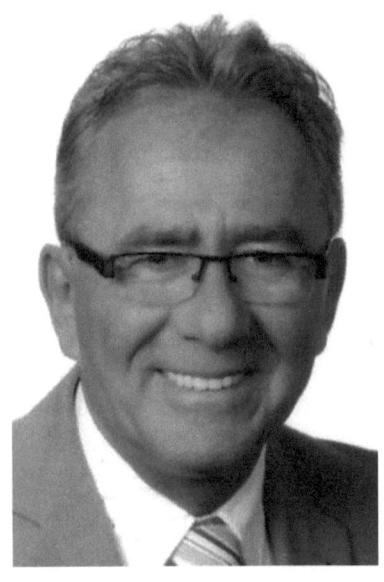

Gewürdigt wurden ihre Verdienste in der Erforschung der Wirksamkeit von H. Artemisia annuae (einjähriges Beifußkraut) = Qing Huao gegen Malaria. Qing Huao = Herba Artemisia annuae wird bereits in der wohl ältesten chinesischen Aufzeichnung über Ackerbau und Heilpflanzen „Shennong Bencao Jing" (ca. 2800 v. Chr.) als Mittel gegen wiederkehrende Hitze bei Yin-Mangel erwähnt. „Artemisin ist ein Geschenk der Traditionellen chinesischen Medizin (TCM) für die Menschen dieser Welt. Es ist von großer Bedeutung in der Heilung von Malaria und anderer Infektionskrankheiten" Zitat von Prof. Dr. Youyou Tu:

Der extrahierte Wirkstoff „Artemether" ist bereits in einem Antimalariamittel eingearbeitet und auf dem Weltmarkt erhältlich. Ihm wird auch eine wachstumshemmende Wirkung auf verschiedene Tumorzellen nachgesagt und dies wird aktuell in der Krebsforschung intensiv untersucht. In der TCM werden chronische Infektionen als Wärmeerkrankungen mit verbleibendem pathogenen Faktor aufgefasst, der in den tieferen Schichten des Körpers das Yin schädigt.

Insbesondere kann die chronische Borreliose und deren Co-Infektionen mit dem Krankheitsbild der „versteckten Sommerhitze" beschrieben werden. Es zeigt sich ein Nähr-Qi-Schicht-Muster, der häufigste Ort von Erst-und Wiedermanifestation bei Borreliose. Das Yin wird verletzt. Symptome sind: subfebrile Temperaturen, Schlafstörungen, Unruhe, Erschöpfung, Schwindel, wechselnde Gelenk- und oder Muskelschmerzen, makulopapulöse Ausschläge (Erythema migrans?), eine rote Zunge mit wenig Belag und ein dünner, beschleunigter Puls.

Qing Huao=H. Artemisia annuae gehört zu der Kräutergruppe, die zur Behandlung von durch Yin-Mangel entstandenen Hitze-Disharmoniemustern eingesetzt werden. Nach der Materia Medica, der Chinesischen Arzneimitteltherapie, ist Qing Huao bitter, scharf und kalt, wirkt auf die Funktionskreise Leber, Gallenblase, Niere. Therapeutische Wirkung: 1. Eliminiert durch Yin-Mangel verursachte Hitze. 2. Kühlt Blut und eliminiert Sommerhitze. 3. Lindert Malaria.

Zeigt sich bei einem Borreliose-Patienten aktuell ein entsprechendes Beschwerdebild mit Zeichen des Nähr-Qi-Schicht-Musters, ist Qing Huao für mich neben anderen antibiotisch wirksamen und austreibenden Kräutern in der individuellen Rezeptur seit nun 20 Jahren unverzichtbar. Zu beachten ist allerdings, dass sich im Verlauf der Behandlung (zwei bis drei Wochen) innere Kälte entwickeln kann und dann H. Artemisia annuae nicht mehr angewendet werden sollte. Dies gilt ebenso nach einer Langzeitantibiose (innere Kälteansammlung). Dies könnte zu erheblichen unerwünschten Wirkungen, wie schwerste Gliedmaßen, Übelkeit, totale Erschöpfung führen.

Die individuelle Anpassung der Therapie an die aktuelle Situation des Patienten ist für eine verantwortungsvolle und erfolgsorientierte TCM-Behandlung unbedingt notwendig und sollte in den Händen eines entsprechend erfahrenen TCM-Therapeuten liegen. Von einer unkontrollierten Selbstmedikation mit Beifußkraut ist, wie auch bei anderen Behandlungsmethoden (zum Beispiel Karde, Silbernitrat), zwingend abzuraten.

Der Autor praktiziert in Vohenstrauß
www.dr-med-kiehl.de

Forschung

Literatur

Geng Junying et al. Materia d. Chinesischen Arzneimitteltherapie, Kiehl Lothar: Borreliose eine chaotische Infektionskrankheit: eine Herausforderung f. d. TCM, Kiehl Lothar: Internationaler TCM Kongress 2015 Rothenburg ob der Tauber. Guohui Liu, Praxishandbuch der Wärmeerkrankungen

Artemisia als Heilkraut

Viele Beifußarten werden medizinisch verwendet. Als „Eberraute" (Artemisia abrotanum) benützte man sie schon in der Antike, um Insekten zu vertreiben. Man band sie in Blumensträuße, um lästige Gerüche und Ansteckungen zu vermeiden. Bis zum 19. Jahrhundert wurden Bündel davon in Gerichtssälen platziert, um die Anwesenden vor Flecktyphus von Häftlingen zu schützen.

Bekannt wurde das Artemisia absinthium auch unter den Begriffen Wermut und Absinth, das schon in biblischen Zeiten als Mittel gegen Haarausfall, später zu einem Verdauungslikör verarbeitet wurde. Ein Generalproblem in Europa und den USA. Nachdem 1908 bewiesen wurde, dass Absinth süchtig macht und Halluzinationen verursacht, wurde er verboten.

Artemisia vulgaris trägt man auf der Isle of Man im Ärmelkanal noch heute am Nationalfeiertag 5. Juli als Sträußlein am Revers. In Europa benutzt man das Kraut als Verdauungshilfe bei fetten Speisen wie Gans, Ente, Aal und Karpfen. Es ist harntreibend, schweißbildend, regt die Gebärmutter an und vertreibt Würmer.

Artemisia annua, das in der Borreliose-Therapie eingesetzt wird, gilt als wirksam gegen resistente Erreger von Malaria, innerlich bei fiebrigen Erkrankungen und Malaria, äußerlich bei Nasenbluten, blutenden Hautausschlägen und wunden Stellen.

Gesundheitspolitik

Kassenärztliche Bundesvereinigung (KBV)

Auch hier entscheiden sich Borreliose-Schicksale

Dieser Beitrag trägt sicher nicht zur Vertrauensbildung der Ärzteschaft bei; er kann aber trotzdem nicht unterschlagen werden. Wer ist die KBV? Es ist die Bundesvereinigung der Kassenärztlichen Vereinigungen (KV) in den Bundesländern, praktisch ein Verein der niedergelassenen Ärzte, von Fachärzten dominiert, die die Politik unter anderem auch für Hausärzte machen, die innerhalb der KVen jedoch eine Minderheit darstellen. KVen beschließen, wie der „Kuchen" der Gesetzlichen Krankenkassen auf die Ärzte verteilt wird.

Sie machen zum Beispiel Vorgaben, dass bei einem Anfangsverdacht bei Lyme-Borreliose „nur" der Elisa-Antikörpertest gemacht werden darf und der wesentlich aussagekräftigere Westernblot erst dann, wenn der Elisa positiv oder wenigstens grenzwertig war. Sie schreiben auch vor, wie lange ein Patient mit Borreliose behandelt werden darf. Setzt sich ein Arzt darüber hinweg und behandelt länger oder wiederholt, muss er früher oder später mit einer schriftlichen Ermahnung rechnen, dass man ihn in Regress nehmen werde, wenn er seine Betreuung der Borreliosepatienten nicht reduziere. Etliche uns vertraute Ärzte gaben nach Regressforderungen in Millionenhöhe ihre Kassenzulassung zurück und behandeln nur noch privat. Das sind die Auswirkungen für die gesetzlich versicherten Patienten und erklärt, warum Kassenärzte nicht scharf auf gesetzlich Versicherte sind.

Doch jetzt kommt es: Jene Bundesvereinigung der KVen steckt wegen ihres Ex-Vorstands schon seit drei Jahren in einer tiefen Krise. Die Liste der Vorwürfe gegen Andreas Köhler ist lang: Falschaussage vor Gericht, Untreue, Überzahlung, versuchter Prozessbetrug, um nur einiges zu nennen. Auch der ehemalige Hauptgeschäftsführer Rainer Hess habe rund 100.000 Euro an seine geschiedene Frau umgeleitet. Sittenwidrige Ruhestandsverträge seien geschlossen worden. Trotzdem habe der jetzige Vor-

Gesundheitspolitik

standsvorsitzende Gassen keine Strafanzeige gestellt. Das Ganze liest sich in einem Newsletter der Univadis (vom Pharmahersteller MSD und einigen Medizinverlagen gesponsertes Ärzteportal) wie Sodom und Gomorrha. Als Patient muss man darüber keinen Einblick haben. Aber es hilft doch, nicht mit übertriebenen Vorstellungen an unser Gesundheitssystem zu glauben. Es geht auch hier nur um Geld.

Masterplan für Langzeiterkrankungen gefordert

Soll das ein Aufbruch sein? Franz Knieps, Vorstand des BKK (Betriebskrankenkassen) Dachverbands forderte im November 2015 – ähnlich wie dem nationalen Krebsplan – einen „Masterplan für langwierige und chronische Leiden". Das deutsche Gesundheitswesen sei erstarrt in seinen Strukturen. Es sei nicht am Krankheitsverlauf der Patienten orientiert, sondern agiere in Zeiten globaler Informationsvernetzung noch immer mit Abgrenzung und Abschottung. Wie wahr.

Schaut man in die Statistiken der BKK 2014, stechen viele Diagnosen ins Auge, die man so oder so auslegen kann. 5.219 BKK-Versicherte erzeugten wegen „infektiösen und parasitären Krankheiten" 45.620 Arbeitsunfähigkeitstage. 11.757 waren über eine Million Tage krankgeschrieben wegen „psychischer und Verhaltensstörungen". 2.700 Versicherte waren fast 90.000 Tage arbeitsunfähig wegen „Krankheiten des Nervensystems". 16.634 fielen 838.410 Tage aus wegen „Krankheiten des Muskel-Skelett-Systems."

Obgleich Lyme-Borreliose unter dem ICD-Code A.69.2 klassifiziert ist, taucht sie wie immer nicht explizit in dieser Statistik auf. Wie sollte sie auch bei den vielen Verlegenheitsdiagnosen, die auf Grund der unzuverlässigen Labordiagnostik gestellt werden. Diese finden sich im BKK Report 2014 wieder: Psychische Störungen. Nervensystem. Neurotische Belastungs- und somatoforme Störungen. Nicht näher bezeichnete psychische Störungen. Rezidivierende depressive Störung. Depressive Episode. Herzinsuffizienz. Hirninfarkt. Herr Knieps: Übernehmen Sie.

Gesundheitspolitik

Techniker Krankenkasse kritisiert
Fehlanreize bei der Mittelverteilung

Das klingt ja fast nach Absprache. Nach der BKK rügt auch die Techniker Krankenkasse (TK) mit ihrer Pressemitteilung „Gravierende Webfehler bei der Systematik, nach der die Krankenkassen in Deutschland ihr Geld erhalten", so TK-Vorstandsvorsitzender Jens Baas. „Je mehr Krankheiten für unsere Versicherten dokumentiert werden und je mehr Medikamente sie bekommen, desto mehr Geld bekommen wir für sie aus dem Gesundheitsfonds", fasst Baas zusammen. Die Krankenkassen hätten so kaum Anreize, sich um eine bessere Gesundheit ihrer Kunden zu kümmern.

Das ist laut der TK besonders bedauerlich, weil die Kassen einen großen Teil ihrer Ausgaben für die Behandlung von Zivilisationskrankheiten wie Diabetes, Herz-Kreislauf-Erkrankungen und Rückenbeschwerden aufwänden. Die Anreize im Gesundheitssystem seien falsch gesetzt, denn im Finanzausgleich würden Kassen finanziell bestraft, wenn sie sich zum Beispiel darum kümmerten, dass sich die Zuckerkrankheit eines Versicherten nicht verschlechtere. Finanziell attraktiv sei es hingegen, möglichst viel Krankheit zu dokumentieren.

„Prävention kostet allerdings Geld. Wenn wir uns dafür einsetzen wollen, dass Menschen nachhaltig zu einem gesünderen Lebensstil finden, dann muss dieses Engagement auch honoriert werden. Wenn wir aber weniger aus dem Fonds bekommen, je besser es unseren Versicherten geht, läuft etwas verkehrt", kritisierte Baas. © *hil/aerzteblatt.de*

Was ist der Gesundheitsfonds?

Die Mitglieder der gesetzlichen Krankenkassen und deren Arbeitgeber zahlen Beiträge in den sogenannten Gesundheitsfonds ein, außerdem schießt der Bund Geld zu. Mit diesem Geld wird das Gesundheitswesen finanziert. Mit dem Steuerzuschuss sollen die versicherungsfremden Leistungen abgegolten werden, die die Krankenkassen übernehmen. Aus diesem Gesundheitsfonds er-

Gesundheitspolitik

halten die gesetzlichen Krankenkassen ihre Gelder. Wie hoch diese pro Versicherten sind, hängt von mehreren Faktoren ab: von Alter, Geschlecht und Morbidität der Versicherten. Durch den Morbiditätsbezug* sollen Krankenkassen künftig nicht mehr benachteiligt werden, wenn bei ihnen viele besonders kranke Menschen versichert sind. Der Gesundheitsfonds soll die Krankenkassen dazu motivieren, besser mit ihren Geldern zu haushalten. Erzielt die Kasse mit den Zuweisungen aus dem Fonds einen Überschuss, kann sie den an ihre Mitglieder auszahlen. Reicht das Geld aus dem Fonds hingegen nicht, muss sie bei ihren Mitgliedern einen Zusatzbeitrag erheben. Den Gesundheitsfonds verwaltet das Bundesversicherungsamt. Quelle: KBV

Kommentar der Redaktion: In der Liste des sogenannten Morbi (die 80 häufigsten und deshalb vom Gesundheitsfonds belohnten Diagnosen, auch morbiditätsorientierter Risikoausgleich) fehlt die Lyme-Borreliose; stattdessen finden wir sie versteckt in den Fehldiagnosen Depression, Multiple Sklerose, Persönlichkeits- und Verhaltensstörungen, Parkinson, Herzinsuffizienz, Schlaganfall.

Gesundheit in Deutschland
Jährliche Märchenstunde im Robert Koch-Institut

Die seit 2008 vom Robert Koch-Institut (RKI) durchgeführte Datenerhebung zum Gesundheitszustand der in Deutschland lebenden Erwachsenen (GEDA) kann sich jeder selbst im Internet herunterladen oder bestellen. Beurteilung der Redaktion: Der Bericht ist das Geld nicht wert; denn die Ausführungen auf vielen hundert Seiten dienen lediglich der Beschwichtigung der Bevölkerung, dass in Sachen Gesundheit im Staate alles vorbildlich sei. Allem voran das Vorwort von Gesundheitsminister Gröhe, eine Art „Wort zum Sonntag". Schlafen Sie weiter, Herr Gröhe.

Zum Bericht wurden, neben den unterschiedlichsten Krankenregistern, auch 26.000 erwachsene Menschen telefonisch befragt. Uns interessierte verständlicherweise erst einmal nur die Lyme-

Gesundheitspolitik

Borreliose. Fehlanzeige auch unter den Infektionskrankheiten. Chlamydien tauchen darin auf. Na, die hat ja sowieso fast jeder. Interessant aber doch die Zahl der Nosokomialen Infektionen, also die Infektionen, die man sich im geringen Anteil im ambulanten Bereich aber überwiegend in den Krankenhäusern einfängt. Dies allen Borreliosepatienten zur Warnung, die noch immer glauben, dass sie mit Borreliose in einem Krankenhaus besser aufgehoben seien:

Laut Angaben der Deutschen Gesellschaft für Krankenhaushygiene erleiden jährlich 800.000 bis 1,2 Millionen Menschen eine dieser nur schwer behandelbaren Infektionen, 20.000 bis 30.000 versterben daran. Jährlich. Also bleiben Sie besser beim Hausarzt und waschen sie sich danach die Hände.

Nun lassen wir – als auf Borreliose spezialisierte Journalisten – uns von derartigen geschönten (politischen) Berichten nicht kritiklos beeindrucken. Es ist uns bekannt, dass sich eine Lyme-Borreliose minimieren lässt, in dem man ihre Symptome und Beschwerden portioniert; in diesem Fall geschehen als

- Rückenschmerzen
- Arthrose
- Psychische Störungen
- Angststörungen
- Depressive Störungen
- Chronischer Stress
- Burn-out
- Schlafstörungen

Nicht zu vergessen

- Herzinfarkt
- Schlaganfall

Gesundheitspolitik

Zur Psychischen Gesundheit kam das RKI zu der Überzeugung, dass es keine Hinweise auf eine Zunahme psychischer Erkrankungen gebe, wie eine der großen Krankenkassen kürzlich als Fazit von sich gab. Allerdings – so RKI – steige die Zahl psychisch bedingter Krankschreibungen und Frühberentungen. Fast jeder Zehnte sei von einer Depression betroffen und 20 Prozent (ein Fünftel) der Kinder und Jugendlichen im Alter von drei bis 17 Jahren werde der Risikogruppe für psychische Störungen zugeordnet.

Aber Hallo: Das RKI führt zur Psychischen Gesundheit weiter aus, dass einerseits zwar eine Zunahme von Krankschreibungen und Frühberentungen wegen psychischer Störungen zu beobachten sei, Bevölkerungsstudien aber keinen entsprechenden Anstieg von Psychischen Störungen verzeichnen würden. Man unterstelle, dass die Zunahme der entsprechenden Diagnosen nicht nur aus der sich wandelnden Arbeits- und Lebenswelt resultiere, sondern auch aus einem „geänderten ärztlichen Diagnose- und Krankschreibungsverhalten." Wir merken das: Einfacher kann man einen Borreliose-Patienten doch gar nicht loswerden, in dem man ihn als psychisch krank bezeichnet. Aufpassen.

Arzt und Patient

Partizipative Entscheidungsfindung (PEF)
Wenn Arzt und Patient gemeinsam beraten, was zu tun ist

Das Internet, der verbesserte Zugang des Patienten zu Informationen aus Wissenschaft, Forschung oder ganz einfachen Ärztekongressen sollten im Laufe des 20. Jahrhunderts dazu beigetragen haben, das krankheitsorientierte Arzt-Patient-Verhältnis auf Augenhöhe zu richten. Unter anderem gebietet das sogenannte Patientenrechtegesetz von 2013 (§ 630 Bürgerliches Gesetzbuch) dass beim Patienten seine Einwilligung zu einer Behandlung einzuholen ist, nach dem er über deren „Wesen, Bedeutung und Tragweite" aufgeklärt wurde.

„Eine aktive Beteiligung des Betroffenen an seinem Behandlungsprozess", so eine im Oktober 2015 im Ärzteblatt publizierte Arbeit, „kann sich positiv auf klinische und psychosoziale Patienten-Endpunkte auswirken". Will meinen, dass der Patient mit Therapietreue reagiert, wenn er in die Risiken und Vorteile eingebunden ist.

Die Wirklichkeit – speziell für Borreliosepatienten – sieht leider ganz anders aus, wie der frühere Vorsitzendes des Borreliose und FSME Bundes, in einem Fachaufsatz in diesem Sommer darlegte.

Mein Arzt findet nichts
Eine Faktensammlung von Günther Binnewies

Die Partizipative Entscheidungsfindung (PEF oder auch Shared Decision Making SDM) – Gemeinsame Entscheidung Arzt/Patient – ist, unter den besonderen Aspekten der Lyme-Borreliose, besonders defizitär. Siehe Standard: u.a. Musterberufsordnung §2 (3) MBO, Sozialgesetzbuch § 2 SGB V, Patientenrechtegesetz § 630a (2) BGB.

Arzt und Patient

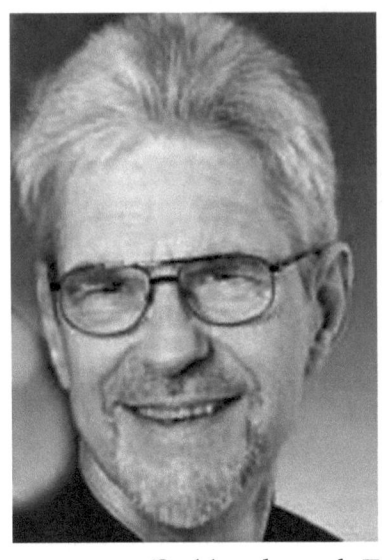

Die 9. Änderung der Approbationsordnung für Ärzte (ÄAppO), 2003 und das Curriculum der Deutschen Gesellschaft für Infektiologie (DGI) sind zwar dabei, die Wissensdefizite in Infektiologie und Klinischer Pharmakologie zu vermindern. Der Ausbildungsverlauf (bis zu circa 15 Jahren) zu einem niedergelassenen Infektiologen gibt formal (noch) keine Möglichkeit eines konkreten (heutigen) Ergebnisses. Die notwendigen Voraussetzungen (Sachkunde und Erfahrung) eines Gutachters sind streng genommen (noch) nicht gegeben. Die Komplexität und Weitläufigkeit ist in der Infektiologie vielleicht grob vergleichbar mit der der Pharmakologie oder im Detail mit Stoffwechsel, Atmungskette, etc.

Expertenmeinung soll auch *Expertenmeinung* bleiben. Nur da, wo keine zu finden ist (! ÄAppO !), muss es dem Patienten möglich sein, den (*allgemein anerkannten-*) Standard (der medizinisch-wissenschaftlich*en Erkenntnisse*) aus der wissenschaftlichen Literatur und den *Leitlinien* einzubringen und/oder nötigerweise vorzugeben, da er ein verbrieftes Recht (s.o.) auf den Standard hat. Inzwischen ist aber, auf Grund neu eingeführter Marktmechanismen, das Vertrauen der Versicherten und Patienten weitgehend geschwunden. Vereinzelte Skandale haben weiteren Anteil daran.

Wie viel Markt verträgt die Medizin?

Die entscheidende Frage, inwieweit der Patient sich selbst mit wissenschaftlichen Details beschäftigen will oder nicht, ist unabhängig von der PEF und hängt auch von der Selbsteinstufung des Gesundheitszustands des Patienten ab. Fragen der Ergeb-

Arzt und Patient

nisqualität haben im gesamten Gesundheitsmarkt (noch) keinen Stellenwert. PEF ist bei Lyme-Borreliose deshalb eine reale – existenzielle – Notwendigkeit. Eine gelungene PEF kann hier enorme Vorteile in der Behandlung erzielen (Ergebnisqualität!).

Unabhängig vom Bildungsniveau und dem Gesundheitszustand des Patienten ist die Notwendigkeit bei der Lyme-Borreliose-Erkrankung außerordentlich hoch, eine PEF herbeizuführen, um Fehldiagnosen und -therapien zu vermeiden. Die wenigen Ärzte, die inzwischen die Lyme-Borreliose gut kennen, sind weit verstreut und rechnen fast ausschließlich privat ab. Daran tragen die Kassenärztlichen Vereinigungen (KVen) Schuld, die die Lyme-Borreliose prinzipiell nicht anerkennen wollen. Das Budget ist weder medizinisch noch rechtlich ein absoluter Grund, Leistungen zu verweigern. Andere Erkrankungen, die häufig hier als „Auswegdiagnosen" in Frage kommen, kosten problemlos ein Vielfaches. Wirtschaftlichkeit ist die rechtliche Forderung (§ 12 SGB V), nicht „billigst".

Die PEF nötigt dem Arzt – ohne Grundkenntnisse – ab, die Zähigkeit seiner eigenen Entscheidungsfindung anders anzugehen und zu überwinden, als bei den Krankheiten, die er (besser) kennt. Denn hier handelt es sich nicht oder weniger um Behandlungsalternativen, die bei der PEF an erster Stelle stehen, als um Notwendigkeiten, die im Standard der Medizin festgelegt sind – aber dennoch oft außer Acht bleiben oder anderen Zwängen unterworfen werden. Hierbei prallen Autoritätsverständnis des Arztes und die Mängel seiner Kenntnisse unmittelbar aufeinander.

Pathologische Uneinsichtigkeit

Bei den chronisch an Lyme-Borreliose Erkrankten, eventuell mit Co-Infektionen verschränkt, sieht die Situation gegenüber anderen Erkrankungen anders aus. „Chronisch" kann die Lyme-Borreliose schon nach vier Wochen angelegt werden, wenn Versäumnisse, unzureichende oder Fehltherapien nach Erst-Infektion vorliegen. „Chronisch" ist ein höchst unglücklicher Begriff in der Medizin, ähnlich wie *„Verdacht auf"* (V.a.). Jede

Arzt und Patient

"chronische"- sollte besser "Spät-Form der Erkrankung" heißen.

Der Begriff "chronisch" ist nur vermeintlich verständlich; in Wirklichkeit sagt dieses Wort gar nichts. Die Spätform der Lyme-Borreliose ist noch nicht definiert ; das behindert deshalb einen tiefergehenden Umgang mit den Details ihrer spezifischen Diagnostik und Therapie. Ein "Doktor-Hopping" verbessert die Situation selten – mindert nur die Verantwortung der behandelnden Ärzte. Umso wichtiger wäre für die Patienten, zu wissen, wann sie ihre indiziert-angebrachten Präferenzen – in Einklang mit den medizinischen Notwendigkeiten – mit persönlich höherem Einsatz zu vertreten haben, bevor es zu iatrogenen (Krankheitsbilder, die durch ärztliches Handeln verursacht wurden), Schäden kommt, wie im Falle des Autors (nachweislich geschehen durch die Rheumaklinik Oberammergau). Als einzige Alternative bleibt es dem Mediziner - aus Unkenntnis - regelhaft übrig, dem Patienten somatoforme Störungen (psychosomatisch) zu "attestieren". Will der Patient die Diagnose nicht "annehmen" und ist der Arzt uneinsichtig, beharrt der Mediziner in der Weise auf seiner Diagnose, indem er dem Patienten pathologische Uneinsichtigkeit unterstellt. Ohne starke Einbringung der Eigenverantwortung §1 SGB V hat der es schwer, sich dagegen zur Wehr zu setzen.

Zitate aus der Studie:
Partizipative Entscheidungsfindung beim Arzt:
Anspruch und Wirklichkeit
Autoren: Bernard Braun, Gerd Marstedt, Gesundheitsmonitor, 2/2014, Bertelsmann Stiftung

»… Die Fülle der Hinweise deutet an, dass es sich bei ernsthaften Bemühungen, eine partizipative Entscheidungsfindung zu implementieren und wirksam zu machen, weder um eine einzelne Maßnahme noch um eine kurzfristige Aktivität handeln kann. Zu den umsetzungsrelevanten Faktoren und Bedingungen für Shared Decision Making gehören beispielsweise eine Synchronisierung von Shared Decision Making und Leitlinien, die über-

Arzt und Patient

wiegend feststellen, es gäbe nur eine Therapie, also daher gar keinen Entscheidungsbedarf (Légaré und Witteman 2013: 278),
Ebenso haben Studien gezeigt, dass bei identischem Krankheitsbild und vergleichbaren Patientenmerkmalen die jeweils gewählten Therapien sich sogar auf regionaler Ebene (Bundesländer, Städte) deutlich unterscheiden (Bertelsmann Stiftung 2011). Vor diesem Hintergrund wird deutlich, dass therapeutische Alternativen auch in der alltäglichen Praxis des Arztes trotz aller Forschungsfortschritte immer noch erheblich öfter Regel als Ausnahme sind. Doch wie sehen Patienten dies?

Eine große Zahl von Patienten ist also tatsächlich entweder davon überzeugt, dass es bei Erkrankungen überwiegend einen Königsweg der Therapie gibt oder sogar, dass die gewählte Behandlungsmethode alternativlos ist. Oder sie akzeptieren stillschweigend die vom Arzt verordnete Therapie

Dieses Ergebnis muss bestürzen, denn es dokumentiert auch, dass in der ärztlichen Sprechstunde oft nur wenig Raum für ein offenes Gespräch ist: ein Gespräch, bei dem Ärzte auch das Risiko eingehen, dass Patienten (in einer für den Arzt sicher oft zeitraubenden und finanziell unzureichend vergüteten Weise) Fragen stellen, ihr medizinisches Internetwissen breit darlegen oder andere Wege der Therapie gehen möchten, als es dem Arzt als sinnvoll erscheint. In sehr vielen Situationen entsteht der Eindruck, es gäbe im Prinzip nur den einen, jetzt vom Arzt verordneten Therapieweg. .

Irritierend ist dieses Ergebnis, weil es für einen sehr großen, wenn nicht den größten Teil chronischer Erkrankungen keineswegs einen therapeutischen Königsweg gibt. Im Anfangsstadium sind neben einer medikamentösen Therapie oft auch Änderungen des Lebensstils beziehungsweise des persönlichen Gesundheitsverhaltens denkbar, und im engeren Feld der pharmazeutischen, physikalischen oder auch alternativen Therapien sind ebenfalls meist alternative Optionen möglich. Insofern deutet dieser Befund an, dass Ärzte bei chronischen Erkrankungen eine partizipative Entscheidungsfindung oft eher zu umgehen trach-

Arzt und Patient

ten. Auf diese Vermeidungsstrategie von Ärzten deutet auch, dass ein Großteil der Patienten nur wenige oder keinerlei Erfahrungen mit partizipativer Entscheidungsfindung gemacht hat … . So verneinen 50 Prozent derjenigen mit einer chronischen Erkrankung, das sie jemals in einer Arztpraxis vor der Situation einer partizipativen Entscheidungsfindung gestanden haben. Diese Gruppe hat also noch nie erlebt, dass „im Rahmen einer ärztlichen Behandlung auch eine Entscheidung über das weitere Vorgehen gefällt werden musste, weil es unterschiedliche Behandlungsmöglichkeiten gab".

Dass sogar die Hälfte der Patienten mit einer chronischen Erkrankung berichten, sie hätten in der Arztpraxis noch nie in einer Situation partizipativer Entscheidungsfindung gestanden, ist gesundheitspolitisch wie auch unter Versorgungsaspekten ein gewichtiges Problem.

Die Befragten beklagen insbesondere eine unausgewogene Information, die nicht über Vor- und Nachteile der Therapieoptionen Auskunft gibt oder dass der Arzt andere Therapien verschweigt oder eine Entscheidung schon stillschweigend getroffen hat.

Besorgniserregend erscheint dagegen der Befund, dass die Betroffenheit von einer chronischen Erkrankung fast keinen Einfluss hat auf die Erfahrung partizipativer Entscheidungsfindung. Auch in dieser Gruppe antwortet ein Großteil der Befragten (50 Prozent), sie hätten noch nie eine Situation des Shared Decision Making erlebt. Will man diesen Patienten nicht Vergesslichkeit oder Begriffsstutzigkeit unterstellen, dann zeigt dies, dass Ärzte auch bei chronischen Erkrankungen in vielen Fällen eine partizipative Entscheidungsfindung eher zu umgehen suchen – beziehungsweise dass ausgerechnet viele evidenzbasierte und daher auch aus Patientensicht im Prinzip wünschenswerte Leitlinien den Ärzten und in der Folge auch ihren Patienten explizit oder implizit keinen Entscheidungsspielraum vorgeben.« Ende Zitate.

Diese Studie zeigt, wie notwendig es ist, sich in sehr persönlichem Ausmaße für die eigene Gesundheit einzusetzen. Weder

Arzt und Patient

Krankenkassen noch die Selbstverwaltungsorgane (SVO) der Ärzte sind sichtlich bemüht, den Patienten in einer offenen, für den Patienten selbstentscheidenden Form entgegen zu kommen, spricht man doch aber immer wieder von Selbstbestimmung der Patienten. Dagegen steht eher das Patientengut im allgemeinen Interesse des Mediziherguts. Der Gesundheitsmarkt hat bereits umwälzende Veränderungen bewirkt, die weder die Ärzte bemerkten, wie ihnen die Ärztliche Kunst abhanden ging** (2010 Prof. Dr. med. J.-D. Hoppe, ehemaliger Präsident der Bundesärztekammer), noch die Versicherten und Patienten von dem wohl noch häufigen „Götter in Weiß"-Denken abzubringen waren.

Die Borreliose-Beratung steht mit dem Rücken an der Wand: Wir können den Ärzten nicht sagen, was sie im konkreten Falle tun sollen – aber gerade das erwarten die Ratsuchenden oft genug.

Literatur: „Der Arzt ist vom Künstler zum Ingenieur geworden." „Besinnung auf ärztliche Werte." Prof. Dr. med. J.-D. Hoppe RONDO 2/2010, S. 10 DÄB Archiv 7.1.2010

Literatur: Eine „ganzheitliche Betrachtung des Menschen" in der Medizin ist unter der derzeitigen reduktionistischen Sicht (Mensch-Maschine-Modell/Psychischer Apparat) unmöglich und inakzeptabel und fordert einen Paradigmenwechsel:„Braucht die Medizin ein neues Bild vom Menschen?" Federlin, K. Fleischer, H. G. Lasch, H. W. Pia und K. Voßschulte DEUTSCHES ÄRZTEBLATT, 79. Jahrgang, Heft 41, 15. Oktober 1982, B 75-83, Themen der Zeit.

Fazit: „Das Ganze ist mehr als die Summe seiner Teile", sagte schon Aristoteles. Noch heute sind Abläufe auf eine Funktionssicht begrenzt – ist Aristoteles' Erkenntnis nicht angekommen. In diesem Zusammenhang ist die Definition von Kosiol (1962) brauchbar, nach der ein Prozess „eine Ordnung von Ereignissen mit der Zeit als Ordnungskriterium" ist: Änderungen sind daher nicht zu erwarten. Ist der Patient aber „Gut" oder „Kunde"? Borreliose-Patienten müssen ihre im § 1 Sozialgesetzbuch V rechtlich verbürgte Eigenverantwortung einbringen: Das ist die

Arzt und Patient

Partizipative Entscheidungsfindung, die es ermöglicht, dem Arzt des Vertrauens das nahezubringen, was man persönlich für den Gesundheitsfall benötigt, den anerkannten Stand der medizinischen Erkenntnisse. Manch ein Arzt wird es seinem Patienten danken.

Abspeisung der Fakultäten

Viele Borreliosepatienten gehen vor der eigentlichen Diagnose und auch danach noch einen steinigen Weg. Sogenannte Arztodysseen zermürben. Es gibt Fälle, da wurden im Laufe von Jahren 50 verschiedene Ärzte aufgesucht. Wenn man bedenkt, dass deren Befunde – Dank Gesundheitskarte – früher oder später jederzeit abrufbar sind und eigentlich dem Behandler wichtige Puzzlesteine liefern sollen, kann einem angst und bange werden. Vor allem die stigmatisierenden Argumente – von Arzt, Krankenkasse, Gesellschaft oder sogar Ehepartner – treiben manche Menschen in die Verzweiflung. Diese Auflistung möge den daran Beteiligten offenbaren, wie ein blöder, gedankenloser, meist aus Unwissenheit hingeworfener Halbsatz die innere Einstellung eines Erkrankten in den Keller zieht. Wie soll man so gesund werden?

Hausarzt:
Der Labortest ist negativ. Dann ist das keine Borreliose.

Hausarzt:
Da müssen Sie zu einem Spezialisten.

Ärztekammer:
Es gibt keine Borreliose-Spezialisten. Am besten zu einem Internisten.

Internist:
Wir machen mal einen Labortest. Ich gebe Ihnen zwei Wochen Doxycyclin. Dann sind die Borrelien tot.

Arzt und Patient

Hausarzt:
Aber Sie hatten doch die Therapie. Sie können gar keine Schmerzen mehr haben. Die Borreliose ist vorbei.

Krankenhaus:
Im Labortest zeigt sich keine Borreliose. Wir überweisen Sie zu einem Psychiater.

Orthopäde:
Ihr Knie ist geschwollen? Treiben Sie Sport? Das lassen Sie mal.

Psychiater:
Sie brauchen kein Antidepressivum. Das muss was Organisches sein.

Hausarzt:
Wir machen noch einen Test. Aber den Westernblot zahlt die Kasse nicht. Wenn Sie ihn privat bezahlen wollen?

Hausarzt:
Sie schon wieder. Sie haben keine Borreliose. Ich kann nichts mehr für Sie tun.

Ehepartner:
Der Doktor hat Dir doch gesagt, dass Du nichts hast.

Neurologe:
Wir ziehen mal Nervenwasser. Negativ. Sie haben definitiv keine Borreliose.

Privatarzt:
Der LTT ist positiv. Sie brauchen eine Infusionstherapie. Können Sie die privat bezahlen?

Hausarzt:
Der LTT besagt gar nichts. Infusionen sind nicht in meinem Budget.

Kollegen:
Der/die spielt doch nur krank.

Nachbar:
Der hängt seit Wochen nur hoch herum.

Arzt und Patient

Personalchef:
Ich denke, wir müssen ihn/sie demnächst aussortieren.

Heilpraktiker:
Sie haben eine Borreliose. Das sehe ich in der Dunkelfeldmikroskopie.

Hausarzt:
Dunkelfeldmikroskopie? So ein Quatsch. Das beweist gar nichts.

Krankenkasse:
Wollen wir nicht mal langsam wieder anfangen zu arbeiten?

Ehepartner:
Lass Dich nicht so hängen.

Augenarzt:
Borrelien im Auge – das habe ich ja noch nie gehört.

Hausarzt.
Jetzt gehen Sie erst mal in eine Reha.

Reha:
Sie sind hier bei uns nicht richtig. Sie brauchen eine Antibiose.

Hausarzt:
Also wenn der nächste Test wieder negativ ist, kann ich definitiv nichts für Sie tun.

Krankenhaus:
Verlegung in die Psychiatrie.

Patienten-Hotline:
Ja, wir verstehen Sie. Sie sind kein Einzelfall. Mal sehen, was wir tun können.

Verschiedenes

Zweifelhafte Prophylaxe für Hunde

Hundebesitzer scheinen begeistert zu sein von zwei Präparaten, die Zecken auf ihrem vierbeinigen Hausgenossen zuverlässig abtötet. Man gibt sie den Tieren als Kautablette zu fressen. Ihre abtötende Wirkung soll vier bis zwölf Wochen andauern.

Wie das Internetportal Borreliose Nachrichten mitteilt, kann dieser Schuss mit NexGard (Wirkstoff Afoxolaner) und Bravecto (Wirkstoff Fluralaner) aber auch nach Hinten losgehen. Beide Wirkstoffe töten zwar angesaugte Zecken am Hund ab, aber erst 48 beziehungsweise 12 Stunden nach Saugbeginn. So weit so gut. Aber beiden Präparaten solle eine abwehrende Wirkung fehlen, die Zecken schon vor dem Abstreifen abschreckt.

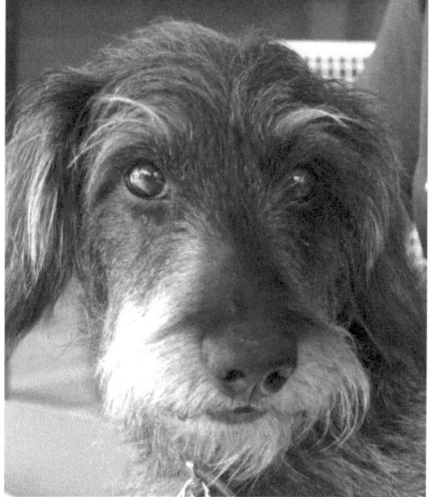

Das bedeutet, dass Hunde die Zecken mit nach Hause bringen, wo sie sich beim Kuscheln und Kraulen auf die übrigen Hausbewohner – Mensch und Tier - verteilen können.

Selbsthilfe

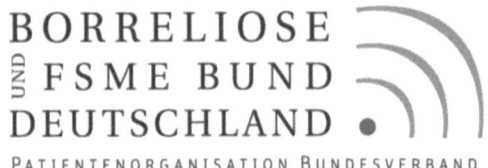

Werden Sie Mitglied im Borreliose und FSME Bund Deutschland e.V. Er kämpft

- für generelle Meldepflicht
- zuverlässige Diagnoseverfahren
- standardisierte Labortests
- für Borreliose-Ambulanzen für Gesetzlich Versicherte
- für die Kontrolle der Ärztlichen Selbstverwaltung
- für zuverlässige evidenzbasierte Leitlinien
- für kompetente Anwälte
- für uneigennützige Gutachter
- für aufmerksame Richter

Mitglieder erhalten jährlich zwei Fachzeitschriften über den neusten Stand der Borreliose sowie Rat und Hilfe bei Ansprüchen gegen Leistungsträger und Leistungsverweigerer. Es existiert ein kompetentes Anwälte-Netzwerk. Die Kooperation mit dem VdK ermöglicht Mitgliedern die kostenlose Erstberatung.

Mitgliedsbeiträge und Spenden sind steuerlich absetzbar. Der Verein verfolgt ausschließlich und unmittelbar gemeinnützige Ziele. Er ist Mitglied in den Spitzenverbänden der Deutschen Wohlfahrtspflege, im Paritätischen Wohlfahrtsverband, in der Bundesarbeitsgemeinschaft BAG Selbsthilfe sowie in der Arbeitsgemeinschaft der Selbsthilfegruppen DAG SHG.

Selbsthilfe

Spendenkonto: Hamburger Sparkasse
IBAN: DE53 2005 0550 1275 1233 45
BIC: HASPDEHHXXX

Geschäftsführung
E-Mail: info@borreliose-bund.de

Telefonische Beratung

Tel. 01805-006935

Montag bis Donnerstag von 10.00 bis 12.30 Uhr
Freitag von 18.00 bis 20.00 Uhr

(0,14 €/Minute aus dem deutschen Festnetz, maximal 0,42 €/Minute aus dem Mobilnetz)

Die Homepage www.borreliose-bund.de enthält Wissenswertes und Aktuelles zum Lesen und Downloaden. Alle Links sind geprüft. Es ist unmöglich, Internetschrott und Falschinformation von Unautorisierten einzubringen. Hier sind die meisten der Borreliose-Selbsthilfegruppen nach Postleitzahlen geordnet zu finden. Hier kann man spenden, Zeitschriften bestellen und einen Mitgliedsantrag ausdrucken.

Selbsthilfegruppen (SHG) und –vereine (SHV), Berater und Kontakter sind ehrenamtliche Initiativen. Sie bringen ihr Wissen und ihre Erfahrung aus eigener Betroffenheit, in bester Absicht und nach bestem Wissen ein. Sie ersetzen jedoch keinen Arztbesuch und sind als Privatpersonen nicht rund um die Uhr erreichbar. Feierabend und Wochenende sollten allen Ratsuchenden heilig sein.

Literatur

Bücher von den Autoren

Borreliose – Zeckeninfektion mit Tarnkappe

Von Betroffenen für Betroffene, 6. komplett überarbeitete, erweiterte Auflage, 237 Seiten. Hirzel-Verlag Stuttgart, 2010, ISBN 978-3-7776-1798-5, 19,80 EUR. Im Buchhandel.

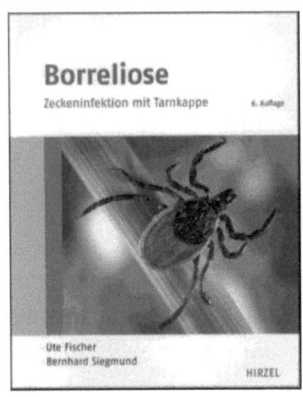

Aus dem Inhalt: Zecken und was man über sie wissen muss, Durch Zecken übertragene Krankheiten, Erste Hilfe und Risiken nach einem Zeckenstich, Symptome und Krankheitsverläufe, Fehl- und Verlegenheitsdiagnosen, Neuroborreliose, Spätborreliose, Borreliose in Schwangerschaft und Kindheit, Die Suche nach dem richtigen Arzt, Therapie und Nebenwirkungen, Gründe für Therapieversagen, Borreliose und Rehabilitation, Rechte und Ansprüche an Leistungsträger, Borreliose-Selbsthilfe. Dieses Buch, das mit Unterstützung von Ärzten entstand, soll Ärzten und Patienten helfen, die Tarnkappe zu lüften. Damit Betroffenen ein langer Leidensweg erspart bleibt.

Borreliose-Jahrbücher 2006, 2007, 2008, 2009,
nur noch antiquarisch.

Borreliose-Jahrbuch 2010

Die verheimlichte Krankheit, Laborwerte verständlich, Labor-Vergleiche, der zehnte Hirnnerv, Borreliose als Pandemie, Heilungsgeschichten, Borreliose und Depression, Borreliose beim Hund u.v.a

184 Seiten, Verlag Books on Demand, Norderstedt
ISBN 978-3-8391-1668-5, 17,90 €, Im Buchhandel

Literatur

Borreliose-Jahrbuch 2011

Spontanheilung? Beweis für chronische Borreliose, Marshall Protocol, Lyme-Cocktail nach Dr. Klinghardt, Ozon-Sauerstoff-Eigenblut? Reha finden, Patientengeschichten, Demenz und Depression u.v.a.

184 Seiten, Verlag Books on Demand, Norderstedt, ISBN 978-3-8423-1908-0, 17,90 €, im Buchhandel

Borreliose-Jahrbuch 2012

Diagnose vom Computer, Antikörper als Krankmacher, Laborwissen, Referenzwerte prüfen, DBG-Tagung in Wuppertal und Konstanz, Kultureller Erregernachweis, Differenzialdiagnosen, Demenz, Teuflische Experimente, Eltern von Borreliose-Kindern, Gutachter-Mafia, Antibiotika für Zuchttiere u.a., nur noch bei den Autoren, 12,90 €.

Borreliose-Jahrbuch 2013

Triggern Streptokokken Borrelien, Borreliose oder Depression, GBS oder Neuroborreliose, Robert Enke, Akupunktur, Stammzellen-Therapie, Spirochäten-Antigen im Gelenkknorpel, auch Richter irren, angreifbare Leitlinien-Autoren, Borrelien unter dem Laien-Mikroskop, Parkinson u.a., nur noch bei den Autoren, 12,90 €.

Borreliose-Jahrbuch 2014

Fibromyalgie, Borreliose homöopathisch heilen, teuflische Diagnosen, Insulin-Potenzierte-Therapie, die Rex-Therapie, Elektrosmog, Alzheimer, Entzündungen aufspüren, Zeckenparadies Borkum, Skandal OLG München u.v.a.

120 Seiten, bebildert, Verlag Books on Demand,
ISBN 978-3-7322-5642-6, 12,90 €
Als E-Book, ISBN 978-3-7322-7705-6, 9,49 €
im Buchhandel und übers Internet

Literatur

Borreliose-Jahrbuch 2015

Angebliche Leukämie war Neuroborreliose, Wenn Schulkinder nicht mehr funktionieren, Borreliose heilen mit TCM, es muss nicht immer Antibiotika sein, Fiebertherapie zuhause, Sehnenscheiden-Entzündung und Karpaltunnelsyndrom, wie man Gutachter ablehnt u.v.a.

134 Seiten, bebildert, Verlag Books on Demand, Norderstedt
ISBN 978-3-7357-7753-9, 12,90 €
Als E-Book ISBN 978-3-7386-6613-7, 7,49 €
im Buchhandel und übers Internet

Leben mit Borreliose

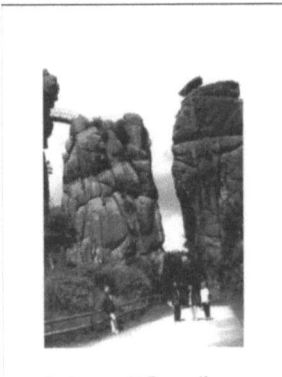
Leben mit Borreliose

Aus dem Inhalt: Was das Immunsystem hemmt und stärkt, Ernährung, Der richtige Ausdauer-Sport, Ein Kopf voller Liebe, Wie man Ärzte zum Zuhören bringt, Verzeihen und Versöhnen, Die Macht der Selbstheilungskräfte und Spontanheilung, Borreliose und die Traditionelle Chinesische Medizin, 80 Anwendungen von A bis Z und das Meiste umsonst, Arzneimittelreste ausschwemmen, Strategien zum Glücklichsein, Ein Gebet als Medikament, Entschleunigen, 15 Anleitungen zum Bewältigen eines richtigen „Scheißtags" mit Borreliose.

124 Seiten, Verlag Books on Demand, Norderstedt, bebildert, ISBN 978-3-8448-1723-2, 12,90 €. Im Buchhandel.

E-Book: ISBN 978-3-8448-3628-8, 9,99 €

Literatur

Literatur vom Borreliose und FSME Bund

je Versand insgesamt zuzüglich 2,50 € Versandkosten
Bestellungen an Borreliose und FSME Bund
Schillerstraße 31
64823 Groß-Umstadt
Tel. 06078-9175094
Fax 06078-9175096
E-Mail: service@borreliose-bund.de

Borreliose Wissen BASIS

Neuauflage 2012: Alles über Diagnostik, Labor, Symptome, Therapien, Berufskrankheit u.a., 64 Seiten, 9,50 €

Borreliose Wissen KINDER

Neuauflage 2013: Alles über Borreliose bei Kindern und Jugendlichen, Schwangeren, in der Stillzeit, Kinder- und Elterngeschichten. Gefördert von der Barmer GEK, freiwillige Spende erwünscht.

Borreliose Wissen Nr. 19
Chronische Borreliose, 52 Seiten, 4,00 €

Borreliose Wissen Nr. 21
Borreliose und die Psyche,, 52 Seiten, 7,50 €

Borreliose Wissen Nr. 22
Alternativen, Strohhalme, Experimente 56 Seiten, 4,00 €

Borreliose Wissen 23
Fehldiagnosen, Differenzialdiagnosen, 56 Seiten, 7,50 €

Borreliose Wissen 24
Schmerz, Borreliose beim Hund, 40 Seiten, 4,00 €

Borreliose Wissen 25
Gender – Borreliose bei Mann und Frau, 52 Seiten, 4,00 €

Literatur

Borreliose Wissen 26
Die Depressionsfalle, 60 Seiten, 7,50 €

Borreliose Wissen 27
Lyme-Borreliose der Haut, 56 Seiten, 4,00 €

Borreliose Wissen 28
Schlaf + Ehrlichiose, 48 Seiten, 7,50 €,

Borreliose Wissen 29
Neuroborreliose, 48 Seiten, 7,50 €

Borreliose Wissen 30
Herz, 68 Seiten, 9,50 €

Borreliose Wissen 31
Der Darm, 52 Seiten, 9,90 €
Auch im Buchhandel. ISBN 978-3-7347-6083-9

Borreliose Wissen 32
Selbstheilungskräfte, 56 Seiten, 9,50 €

Planung 2016
April: Durch Borrelien getriggerte Autoimmunerkrankungen
Oktober: Borreliosen und die Psyche

Mitglieder des BFBD erhalten die jährlich erscheinenden beiden Exemplare im Rahmen ihres Mitgliedsbeitrags kostenlos zugeschickt.

Zu guter Letzt…

Anfang 2015 sah es aus, als sei das Thema Lyme-Borreliose im öffentlichen Raum in Vergessenheit geraten, weil uns der Strom der Flüchtlinge in seinen Bann riss. Sehr schnell reagierte der Borreliose und FSME Bund Deutschland und bot den Flüchtlingsorganisationen arabische Aufklärungsflyer an. Die meisten Hilfsorganisationen reagierten zäh bis gar nicht. Erst durch Pro Asyl kam die Sache in Gang. Nun ist der Link zu diesem Flyer in ganz Europa verteilt. Die Flüchtlingshelfer und -ärzte können ihn kostenlos von der BFBD-Homepage laden und ausdrucken.

Die geplante S3-Leitlinie „Lyme-Borreliose" wurde, wie schon Ende 2014 bekannt war, in mehrere Teile zergliedert. Zu groß war der Anspruch und zu klein das Budget (für Literaturforschung), sie in allen Aspekten bearbeiten zu können. Bei Redaktionsschluss wurde eine angeblich letzte Fassung der inzwischen auf S2k heruntergestuften Teil-Leitlinie „Kutane Manifestationen" unter den Teilnehmern der Steuergruppe zur Stellungnahme herumgereicht. Der BFBD schloss sich der Stellungnahme der Deutschen Borreliose-Gesellschaft an. Es ist trotzdem nicht damit zu rechnen, dass Patienten damit eine bessere Versorgung erhalten werden

Im September meldete sich John Caudwell zu Wort. Wer ist das? Nach Wikipedia soll er einer der wohlhabendsten Menschen Großbritanniens sein. Was ihn umtreibt. ist die Tatsache, dass er und seine ganze Familie an Lyme-Borreliose erkrankt sind und dass er begriffen hat, dass die Forschung und überhaupt das Bewusstsein für die Infektion weltweit im Argen liegen. Bei Redaktionsschluss hatte er Wissenschaftler aus der ganzen Welt aufgerufen, sich zu einer Community zu bündeln, die er finanzieren werde. Ähnliche Absichten – allerdings ein paar finanzielle Größen kleiner – gab es schon in Australien (Karl McManus) und letztes Jahr in Kanada (Gabriel Magnotta). Beide Witwen gründeten eine Stiftung. Bleibt zu hoffen, dass sie und Caudwell für Lyme-Borreliose das ermöglichen, was Microsoftgründer Bill Gates für den Krebs auf der Welt realisierte.

Zu guter Letzt

Ebenfalls bei Redaktionsschluss erhellte eine Pressemitteilung der BKK unsere Gemüter. Siehe auch Seite 98. Der Dachverband der Betriebskrankenkassen will eine Art Masterplan für Chronische Langzeiterkrankungen in Gang setzen, wie es das bereits für Krebs gibt. Dass zu den Chronischen Langzeiterkrankungen sehr viele Symptome einer Lyme-Borreliose und Neuro-Lyme-Borreliose gehören, darauf haben wir sie ganz schnell hingewiesen. Fast zwei Millionen Arbeits-Unfähigkeits-Tage (AU) entstanden 2014 nur unter den BKK-Mitgliedern in den Diagnosehauptgruppen infektiöse und parasitäre Krankheiten, Psychische- und Verhaltensstörungen, Krankheiten des Nervensystems sowie Krankheiten des Muskel-Skelett-Systems und des Bindegewebes. Denkbar ist auch die Gruppe der „Symptome und abnorme klinische und Laborbefunde, die zu 104.000 AU-Tagen führten.

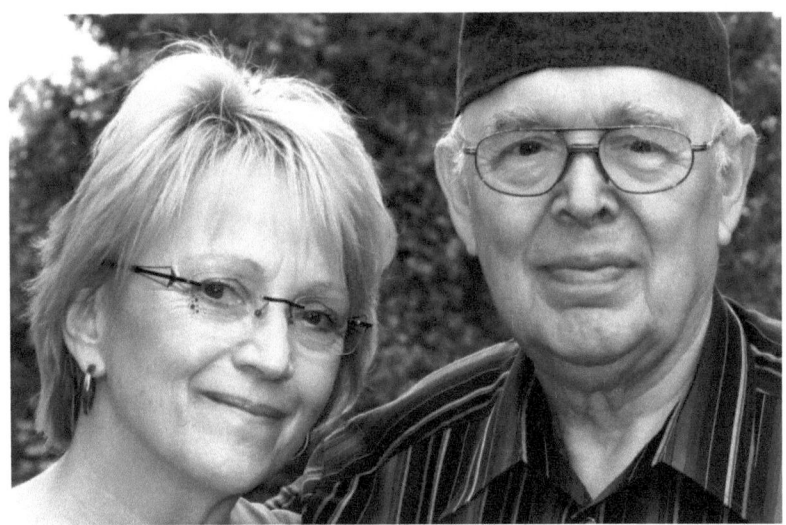

Die Hoffnung stirbt zuletzt.
Nach diesem Motto sammeln wir weiter für das Borreliose-Jahrbuch 2017. Auch Sie sind dazu eingeladen.

Ute Fischer + Bernhard Siegmund